総合診療医に挑戦！
画像 de クイズ

編集・岐阜大学大学院医学系研究科総合病態内科学 教授 森田浩之

オール5択

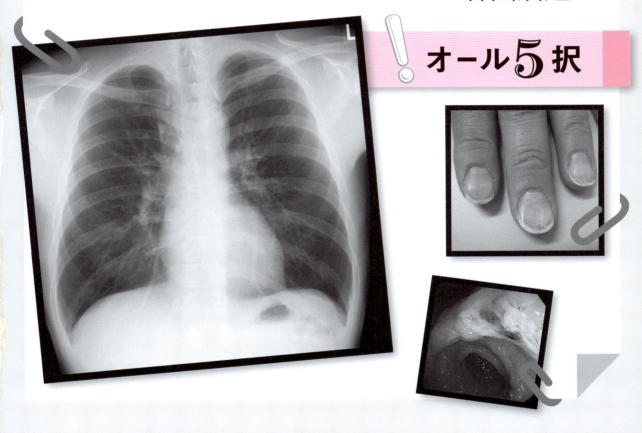

株式会社 新興医学出版社

Let's Challenge Quizzes on Patients' Pictures and Images

Ⓒ First edition, 2015 published by

SHINKOH IGAKU SHUPPAN CO., LTD., TOKYO.

Printed & bound in Japan

編集・執筆者一覧

●編集

森田 浩之　　岐阜大学大学院医学系研究科総合病態内科学 教授

●執筆 （五十音順，括弧内は担当クイズ番号）

浅野 元尋	岐阜大学医学部附属病院総合内科（Q5）	
池田 貴英	岐阜大学医学部附属病院総合内科 臨床講師（Q4, 27, 33, 35）	
石塚 達夫	岐阜大学名誉教授/岐阜市民病院総合診療・リウマチ膠原病センター長（Q34）	
臼井 太朗	岐阜赤十字病院総合診療科（Q36, 50）	
宇野 嘉弘	岐阜県総合医療センター総合診療科部長（Q38, 51）	
岡田 英之	岐阜県総合医療センター総合診療科（Q13, 31, 46, 48）	
梶田 和男	岐阜大学大学院医学系研究科総合病態内科学 准教授（Q23, 52）（12, 42, 52 頁のコラム執筆）	
川島実可子	岐阜大学医学部附属病院総合内科（Q6, 25, 28, 40）	
川田麻衣子	岐阜赤十字病院総合診療科（Q21）	
北田 善彦	羽島市民病院総合内科（Q20）	
杉山 千世	医療法人社団喜峰会東海記念病院内科（Q8）	
高橋 典子	岐阜大学医学部附属病院総合内科（Q2, 45）	
田口皓一郎	岐阜市民病院総合診療・リウマチ膠原病センター（Q9）	
谷本真由実	医療法人智章会谷本クリニック内科・耳鼻咽喉科（Q3, 18, 30）	
藤岡　圭	岐阜市民病院総合診療・リウマチ膠原病センター（Q19, 26）	
松原 健治	医療法人和光会山田病院内科（Q15）	
森　一郎	岐阜大学医学部附属病院総合内科 臨床講師（Q1, 17, 24, 42, 49）	
森田 浩之	岐阜大学大学院医学系研究科総合病態内科学 教授（Q10, 11, 12, 14, 16, 22, 29, 32, 37, 39, 41, 44, 47）	
山内 雅裕	岐阜大学医学部附属病院総合内科 臨床講師（Q43）	
和田 祐爾	和田医院院長/岐阜大学大学院医学系研究科総合病態内科学 客員臨床系医学教授（Q7）	

序　文

　本書『画像 de クイズ』発刊のきっかけは，2013 年 3 月 2 日（土）・3 日（日）に岐阜市の長良川国際会議場で開催された第 6 回日本病院総合診療医学会学術総会（会長　石塚達夫・岐阜大学名誉教授）の企画として行った「画像クイズ」である．参加していただいた先生には，事前に成績優秀者には賞品を出すことを約束して，20 問の 5 択問題に対してアナライザーという自動集計器を用いて解答してもらった．解答制限時間はわずか 10 秒であったが，若い優秀な医師たちを凌いで，学会の理事の先生方が 1 位と 2 位を見事に獲得された．

　百聞は一見に如かず，つまりベテランの総合診療医の先生方には，それ相応の「見る」経験が若い先生より多くあったことによる．病気の診断には，的確な病歴・身体所見と，検査結果の解釈，およびそこからの推論が重要だが，「見る」ことで一瞬にして診断に辿り着くことがあることも事実である．ただ，これには「見る」という経験が必要である．言葉で知っていても実際に見たことがない徴候は意外に多く，結構見逃しているのである．

　本書は，学会の「画像クイズ」で出題した 20 問を練り直し，新たに 32 問を加えたもので，一部の問題はすでに雑誌『Modern Physician』（34 巻 2 月号〜35 巻 2 月号，新興医学出版社）に連載された．収録されている画像は，総合内科の医師たちが各病院での毎日の診療の中から熱心に集めたもので，「見る」ことが今後の診療に役立つ症例を集めたつもりである．総合診療医の先生方や研修医には是非このクイズにトライして，「見る」知識を増やしていただきたい．それが何よりも患者さんのためになる．

　発熱時にのみ出現する成人 Still 病の定型疹など，一過性に出現する皮疹や徴候は多い．消えてしまうと証拠が無くなってしまうので，その時を逃さず私たちは診察室に常備してあるカメラで撮るようにしている．治療でどう変化したかも後で見返すとよくわかるし，典型的なものはプライバシーに十分配慮すれば，授業，学会発表や講演でも使用できる．最近では，関節リウマチでの関節の可動状況や神経疾患での不随意運動などを動画で撮ることもある．コンパクトカメラで良いので，診察室には 1 台準備しておきたい．あとで名前がわからなくなるので，必ず日付の入ったカルテを撮影してから撮るのが重要である．さらに，このカメラには個人情報満載のため，必ず鍵のかかる場所に保管しておくことを忘れてはいけない．

　最後に，画像収集に協力していただいた多くの患者さん方に厚く御礼申し上げます．

　　2014 年 11 月

岐阜大学大学院医学系研究科総合病態内科学分野

森田　浩之

目次

※出題頁の裏頁（一部は数頁後）にすぐ解答頁がありますので，慎重に頁をめくってください．

初級編　～研修医レベル～　目指せ！　全問正解　　1

	年齢・性別	出題スタート画像	主訴	
★ Quiz 1	50歳男性	頭部CT	低カルシウム血症	3
★ Quiz 2	47歳女性	頭部MRI	持続する頭痛	5
★ Quiz 3	15歳男性	頭部MRI	こめかみの腫瘤	7
★ Quiz 4	65歳男性	下垂体MRI	口渇，多飲，多尿	9
★ Quiz 5	16歳女性	頭頸部MRA	発熱	11
★ Quiz 6	83歳男性	頭部MRI	頭痛	13
★ Quiz 7	66歳女性	胸部X線	胸部異常陰影	15
★ Quiz 8	38歳男性	腹部X線	腹痛，嘔吐	17
★ Quiz 9	61歳男性	背部写真	多発関節痛	19
★ Quiz 10	65歳男性	肘写真	多発関節痛	21
★ Quiz 11	76歳女性	手写真	両手PIP関節の痛み	23
★ Quiz 12	52歳女性	爪写真	健康診断での血液検査異常	25
★ Quiz 13	22歳女性	下肢写真	有痛性紅斑	27
★ Quiz 14	73歳男性	足写真	両下肢のしびれ	29

中級編　～中堅医師レベル～

1日1問，ルーチンに

31

	年齢・性別	出題スタート画像	主訴	
★★ Quiz 15	81歳女性	頭部 MRI	歩行障害	33
★★ Quiz 16	18歳女性	顔写真	右眼周囲の腫れ	35
★★ Quiz 17	60歳女性	顔写真	発熱	37
★★ Quiz 18	52歳女性	頸椎 MRI	四肢不全麻痺	39
★★ Quiz 19	66歳男性	胸部写真	舌のしびれ・疼痛と多関節腫脹	41
★★ Quiz 20	24歳男性	胸部 X 線	呼吸苦	43
★★ Quiz 21	32歳女性	胸部 X 線	皮疹	45
★★ Quiz 22	36歳男性	胸部 X 線	胸部異常陰影	47
★★ Quiz 23	78歳女性	胸部 X 線	白内障手術前検査時のX線像の異常	49
★★ Quiz 24	61歳女性	上腕写真	関節の可動域制限	51
★★ Quiz 25	42歳男性	EGD	発熱，肝機能異常	53
★★ Quiz 26	53歳女性	EGD	下腿浮腫	55
★★ Quiz 27	70歳女性	腹部 CT	発熱	57
★★ Quiz 28	23歳男性	腹部・骨盤部 CT	心窩部違和感	59
★★ Quiz 29	28歳男性	背部写真	発疹	61
★★ Quiz 30	9歳男児	腰背部写真	皮疹	63
★★ Quiz 31	75歳男性	手写真	発熱，手背・足背浮腫，肩関節痛	65
★★ Quiz 32	57歳男性	爪写真	関節痛の悪化	67
★★ Quiz 33	69歳女性	大腿部 MRI	四肢の伸展時の痛み	69
★★ Quiz 34	44歳女性	足写真	有痛性紅斑	71
★★ Quiz 35	47歳女性	足写真	四肢浮腫	73
★★ Quiz 36	50歳男性	下腿写真	発熱，関節痛	75
★★ Quiz 37	46歳女性	頭部 CT	頭痛	77
★★ Quiz 38	30歳男性	心電図	失神	78

上級編 ～名医レベル～   83

> 時々ヒントあり……
> （なるべくみないで！）

		年齢・性別	出題スタート画像	主訴	
★★★	Quiz 39	41歳男性	胸部X線	胸痛	85
★★★	Quiz 40	71歳男性	胸部CT	全身倦怠感	87
★★★	Quiz 41	79歳女性	心電図	気が遠くなる	89
★★★	Quiz 42	38歳男性	腹部CT	発熱	91
★★★	Quiz 43	81歳男性	腹部CT	発熱	93
★★★	Quiz 44	20歳男性	腰椎MRI	腰痛	95
★★★	Quiz 45	35歳女性	手指写真	四肢の腫瘤	97
★★★	Quiz 46	47歳女性	手写真	紅斑，発熱	99
★★★	Quiz 47	61歳男性	手指写真	多発関節痛	101
★★★	Quiz 48	22歳女性	下腿写真	発熱，紅斑	103
★★★	Quiz 49	24歳男性	下腿写真	四肢の浮腫	105
★★★	Quiz 50	63歳女性	下腿写真	指端潰瘍	107
★★★	Quiz 51	52歳男性	心電図	呼吸苦	109
★★★	Quiz 52	57歳男性	足写真	難治性足潰瘍	111

正解一覧   115

脳休めコラム

何歳から内科？ ………………… 8	患者IDの保存 ………………… 62
人生相談 ………………………… 12	偏食はありませんか？ ………… 64
外来での血圧 …………………… 14	外来で効果的に行う研修医指導 …… 70
全身をみる ……………………… 20	疾患の関連を調べよう ………… 80
発熱患者に抗菌薬 ……………… 22	胸部X線写真は自分でじっくり
岐阜大学の紹介 ………………… 26	みよう ………………………… 86
患者の写真を撮るときの注意点 …… 30	問診の最後にもう一言 ………… 88
医師は健康でなくっちゃ ……… 36	シミュレータ …………………… 90
肥満の薬 ………………………… 42	不明熱 …………………………… 92
聴診器と水銀血圧計 …………… 48	電子カルテと視線 ……………… 96
体重を測ろう …………………… 50	写真を撮ろう …………………… 98
最初に言葉ありき ……………… 52	「うちの科じゃない」 ………… 100
発熱に対する不安 ……………… 54	老化とは ………………………… 114
ウィリアム・オスラー ………… 58	麻雀の思い出 …………………… 114
先入観に要注意 ………………… 60	

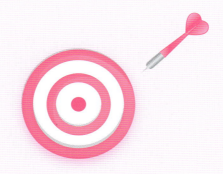

初級編
～研修医レベル～

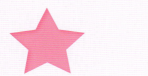

目指せ！　全問正解

Quiz 1

50歳男性……　**主訴** 低カルシウム血症

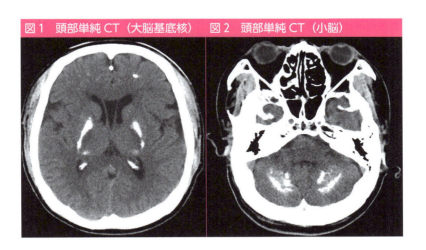

図1　頭部単純CT（大脳基底核）　　図2　頭部単純CT（小脳）

information

　小学生のころからよく数分間の意識障害や痙攣が起こり，四肢の関節可動域制限を認めていた．また血液検査で低カルシウム血症があり，原因不明ということで脳神経外科や整形外科でビタミンD製剤を処方されていた．頭部単純CTは**図1，2**のようであった．そのほかに手・肩・肘・膝・股関節に石灰化を認める．

　30歳ごろから脂質異常症，2型糖尿病を発症し，食事療法と内服薬で治療中．

　既往歴：なし．家族歴：家族で同様の症状を認めるものはない．学歴：中学校卒．身長153 cm，体重59 kg．

　TP 7.4 g/dL，Alb 4.5 g/dL，AST 26 IU/L，ALT 30 IU/L，ALP 208 IU/L，LD 250 IU/L，BUN 4.3 mg/dL，Cre 0.58 mg/dL，Ca 7.2 mg/dL，P 4.2 mg/dL，Mg 1.6 mg/dL，PTH-HS ＜100 pg/mL（160-520），PTH-I 6 pg/mL（10-65）．

Let's Challenge!

診断はどれ？

A．ビタミンD中毒
B．偽性副甲状腺機能低下症
C．特発性副甲状腺機能低下症
D．骨パジェット病
E．ビタミンD活性化障害

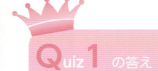

Quiz1の答え
C. 特発性副甲状腺機能低下症

【解説】

　副甲状腺ホルモン（PTH）産生障害に基づいての低カルシウム血症をきたす疾患である．しびれ感，痙攣，歯牙発育障害などを認める．低カルシウム血症との関連は必ずしも明らかではないが，脱毛，皮膚の白斑，カンジダ症，心奇形，顔貌異常，感音性難聴なども認めることがある．確定診断にはエルスワース・ハワード（Ellsworth-Howard）試験を行う（**図3**）．治療は活性型ビタミンD製剤のアルファカルシドール1〜4μg/日やカルシトリオール0.5〜2μg/日の内服を行う．

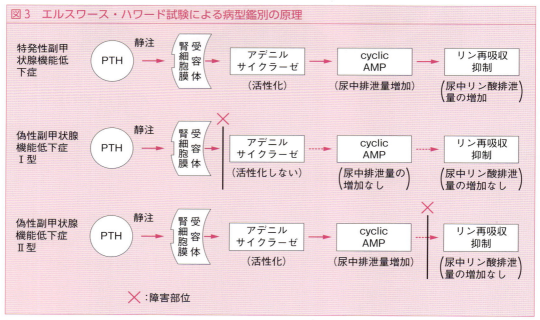

図3　エルスワース・ハワード試験による病型鑑別の原理

（藤田拓男：カルシウム代謝とその異常，裕文社，東京，p185，1979より改変）

Quiz 2

47歳女性…… 主訴 持続する頭痛

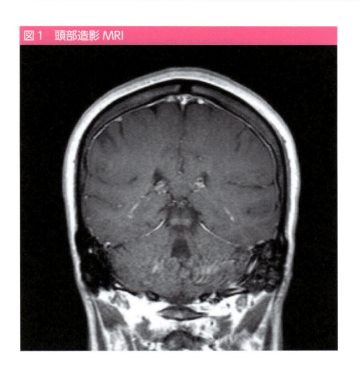

図1 頭部造影MRI

information

X年4月より持続する頭痛があり，他院で精査加療受けるも増悪，5月下旬より発熱も認めるようになったため当院に6月来院．頭痛の性状はずくんずくんと頭の中で脈打つようで，頭皮を引きちぎられるような痛みであった．WBC 19,120/μL，CRP 15.86 mg/dL．頭部造影MRIは図1のようであった．

Let's Challenge!

診断はどれ？

A．脳膿瘍
B．脳出血
C．くも膜下出血
D．肥厚性硬膜炎
E．ヘルペス脳炎

Quiz 2 の答え

D. 肥厚性硬膜炎

【解説】

　造影 MRI を施行したところ，髄膜のびまん性軽度肥厚と造影効果を認めた（**図2**）．

　肥厚性硬膜炎の診断後，ステロイド治療を開始した．内服数時間後より頭痛は劇的に改善した．2ヵ月後，MRI を再検すると肥厚性硬膜炎は改善していた（**図3**）．しかしその後ステロイドを漸減すると，頭痛が再燃し，MRI 上も肥厚性硬膜炎の再燃が認められたため（**図4**），ステロイド増量を行ったところ頭痛は改善した．

　肥厚性硬膜炎の原疾患としては感染症（結核，細菌など），膠原病，ANCA 関連血管炎，腫瘍などがある．本症例では毛囊炎様皮疹，口腔内アフタがあり，ベーチェット（Behçet）病不全型もしくはスイート（Sweet）症候群の関与が疑われた．

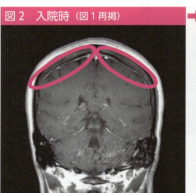
図2　入院時（図1再掲）

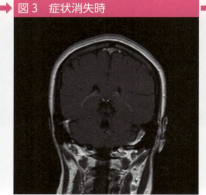
図3　症状消失時

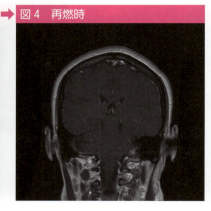
図4　再燃時

One Point Advice

❖ 原因不明の頭痛では造影 MRI を考慮すべきである．肥厚性硬膜炎は造影 MRI を行わないと診断できない．

Quiz 3

15歳男性……　**主訴** こめかみの腫瘤

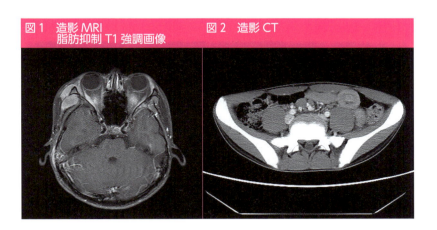

図1　造影MRI 脂肪抑制T1強調画像
図2　造影CT

information

X年9月下旬，下の歯の痛みで歯科受診．齲歯はなく，歯周炎といわれた．10月13日右のこめかみに圧痛を伴う腫瘤，微熱に気付いた．10月20日ごろから左手首関節痛出現，食欲はあっても歯の痛み，あごの痛みで噛みにくく，食べる量は普段の半分以下．歯の痛みが強くなり口腔外科で下顎全歯の動揺を指摘．尿検査でベンス・ジョーンズ（Bence Jones）蛋白陽性といわれた．身長167.2cm，体重47.2kg，血圧118/67mmHg，体温37.5℃．右こめかみ横は膨隆，軽度圧痛，鼠径部に小豆大無痛性リンパ節を2～3個触知．左手首関節尺側に発赤．WBC 8,630/μL，RBC 508万/μL，Hb 14.7g/dL，Ht 41.4%，PLT 26.5万/μL，CK 54IU/L，LD 1,051 IU/L，ALP 445IU/L，CRP 6.32mg/dL，sIL-2R 4,370U/mL．

頭部造影MRI（**図1**）と骨盤部造影CT（**図2**）を示す．

Let's Challenge!

診断はどれ？

A．多発性骨髄腫
B．横紋筋肉腫
C．急性リンパ性白血病
D．サルコイドーシス
E．神経芽細胞腫

Quiz3 の答え

C．急性リンパ性白血病

【解説】

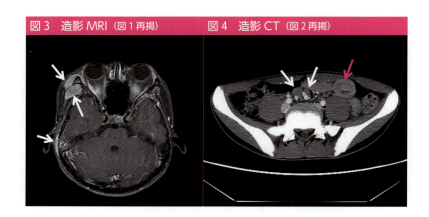

図3　造影MRI（図1再掲）　　図4　造影CT（図2再掲）

側頭部の腫瘍は骨皮質を破壊せずに骨外へ進展（図3，白矢印），腸間膜内に多発する腫大リンパ節（図4，白矢印），左下腹部に腸重積（図4，ピンク矢印）を認める．このほかに軽度脾腫，膵実質内部に多発する境界明瞭な乏血性結節を認めた．1週間後，末梢血に芽球出現，骨髄検査では芽球96.9％，表面マーカーの結果から急性リンパ性白血病［成熟B細胞性，バーキット（Burkitt）型］と診断，のちに t(8；14)(q24；q32)；IgH/c-myc の染色体・遺伝子異常も確認された．

Check!

- 小児急性リンパ性白血病は，小児の悪性腫瘍中，もっとも頻度の高い疾患である．
- 腫瘍の急速な増殖により，骨痛や関節痛をきたすことがある．
- ベンス・ジョーンズ蛋白はB細胞腫瘍増殖性疾患で出現する単クローン性の異常免疫グロブリンであり，多発性骨髄腫以外でも検出される．

脳休めコラム　　何歳から内科？

小児科の対象年齢は基本的に15歳以下となっている．医療機関によっては中学生までとしているが，小児科特有の慢性疾患についてはこの限りでない．中学3年生くらいから内科を受診することがあるため，内科医は小児における疾患の頻度についてもある程度の知識があるとよい．

Quiz 4

65歳男性…… **主訴** 口渇，多飲，多尿

図　下垂体単純 MRI T1 強調画像

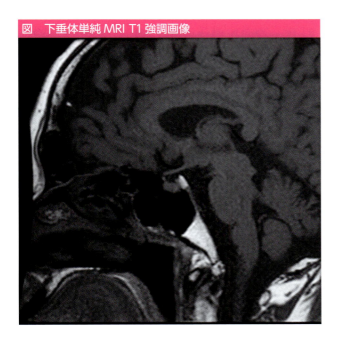

Let's Challenge!
本疾患の診断に行う検査はどれ？　2つ選べ．

A．水制限試験
B．デスモプレシン負荷試験
C．生食負荷試験
D．造影頭部 MRI
E．ガリウムシンチグラフィ

information

X-10年からバルサルタン 80 mg による降圧治療を受けていた．X-1年2月ごろから口渇，多飲（水を1日3〜4 L），多尿（日中，夜間を問わず1時間に1回）あり．X年1月28日当総合内科を受診した．既往歴：虫垂炎手術．家族歴：父が脳梗塞，身長 168 cm，体重 70 kg，BMI 24 kg/m^2，血圧 119/61 mmHg，脈拍 62 回/分，体温 36.2℃，結膜貧血なし，黄疸なし，頸部リンパ節腫脹なし，口腔内乾燥軽度あり，胸部呼吸音異常なし，心音異常なし，腹部平坦，軟，圧痛なし．WBC 6,090/μL，RBC 377×10^4/μL，Hb 12.7 g/dL，PLT 23.2×10^4/μL，AST 17 IU/L，ALT 19 IU/L，LD 260 IU/L，γGT 35 IU/L，TP 7.8 g/dL，Alb 5.1 g/dL，BUN 10.8 mg/dL，Cre 0.78 mg/dL，Na 145 mEq/L，K 4.2 mEq/L，Cl 107 mEq/L，CRP 0.07 mg/dL，尿浸透圧 212 mOsm/kg·H$_2$O．

下垂体単純 MRI T1 強調画像を図に示す．

Quiz4 の答え
A. 水制限試験とB. デスモプレシン負荷試験

【解説】

　本症例は，中枢性尿崩症の症例である．口渇，多飲，多尿を認め，尿量は1日3,000 mL以上，尿浸透圧は300 mOsm/kg・H_2O以下で，尿崩症を疑い，下垂体MRI T1強調画像撮影を行い，下垂体後葉輝度の低下を認めた．診断目的で水制限試験を行い，血漿浸透圧の上昇があるが，尿浸透圧の上昇は認めず，またデスモプレシン負荷試験では，尿量低下と尿浸透圧300 mOsm/kg・H_2O以上となり，中枢性尿崩症と診断した．MRIで下垂体後葉以外は異常を認めず，各種検査から血液疾患や膠原病疾患を疑う所見はなく，特発性であると考えられた．

　中枢性尿崩症ではバソプレシン（AVP）合成および分泌障害により大量の低張尿が生じ脱水となる．血清ナトリウム濃度がおよそ145 mEq/L前後まで上昇すると口渇が生じ，患者は口渇がいえるまで水分を摂取するが，尿崩症では大量の低張尿が持続するため多飲をもってしても脱水傾向となる．また，渇中枢はAVPニューロンと同様に視床下部に存在するため，腫瘍などにより障害がAVPニューロンのみでなく渇中枢まで及ぶと渇感障害を呈し，脱水にもかかわらず口渇が生じないため患者は著しい高ナトリウム血症を呈することがある．中枢性尿崩症は，病型にかかわらず，いったん発症すると回復することはまれであるが，渇中枢が保たれ，飲水が可能な状態であれば生命予後は良好であり，発症後10年以上経過して診断される場合もある．一方，渇感が障害されている場合や何らかの原因で飲水が制限される場合には著明な脱水を呈し，重篤な転帰をたどる場合もある[1]．

文献

1) 矢崎義雄 総編集：内科学，第10版，朝倉書店，東京，p1583-1585，2013

Check!

❖中枢性尿崩症の病因
　①特発性
　②家族性
　③続発性：視床下部-下垂体系の器質的障害，リンパ球性漏斗下垂体後葉炎，胚細胞腫，頭蓋咽頭腫，奇形腫，脳炎，脳出血，下垂体腺腫，転移性腫瘍，白血病，リンパ腫，サルコイドーシス，外傷・手術，ランゲルハンス（Langerhans）細胞組織球症

Quiz 5 16歳女性…… 主訴 発熱

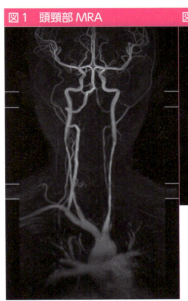

図1　頭頸部 MRA

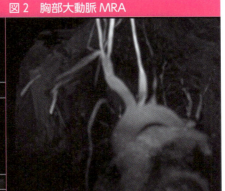

図2　胸部大動脈 MRA

Let's Challenge!

診断はどれ？

A．動脈硬化症
B．先天性血管異常
C．感染性動脈瘤
D．梅毒性中膜炎
E．高安動脈炎

information

X-1年1月から腹痛，血便，体重減少があり，近医消化器内科受診．下部消化管内視鏡検査で回腸末端の縦走潰瘍と粘膜浮腫を認め，クローン（Crohn）病と診断されている．

X年1月から発熱と全身倦怠感，体重減少が出現．精査目的のため入院．

入院時身体所見は，身長150cm，体重36kg，BMI 16.0kg/m², 血圧右135/53 mmHg，左測定不能，体温38.5℃，脈拍右107/分・整，左触知不能，SpO₂ 94%（room air），意識清明，結膜：貧血・黄疸なし，左頸動脈血管雑音聴取，表在リンパ節：触知せず，口腔内：潰瘍なし，心音：心雑音なし，呼吸音：呼吸音左右差なし，腹部：平坦・軟，圧痛なし，腸雑音正常，腫瘤を触知しない．下肢：両側足背動脈触知可．

入院後頸部 MRA を施行した（図1，2）．

Quiz5 の答え

E．高安動脈炎

【解説】

　高安動脈炎は動脈の外膜，中膜，さらに内膜へと炎症が進展する全層性の非特異的大型血管炎であり，大動脈およびその基幹動脈，冠動脈，肺動脈に生ずる．

　高安動脈炎では壊疽性膿皮症，強直性脊椎炎，若年性特発性関節炎，炎症性腸疾患（潰瘍性大腸炎，クローン病）を合併することがある．

　頸部MRA（**図3，4**）では左鎖骨下動脈は起始部から著明に狭窄している．左内頸動脈起始部にも狭窄を認めている．

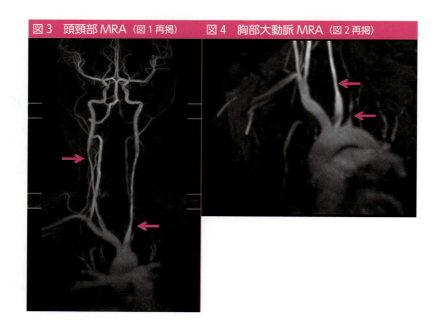

図3　頭頸部MRA（図1再掲）　　図4　胸部大動脈MRA（図2再掲）

脳休めコラム　　　　　人生相談

　古い友人に，人生相談を聞くのが趣味という男がいた．ラジオでやっていたその番組をカセットテープに録音して，車で聞くのである．確かに人の不幸は蜜の味で，それに対する回答も回答者の人柄が出て，面白い．時間のあるときはまず相談だけを聞いて自分なりに答えを考え，それから回答者の答えを聞くと，二重に楽しむことができる．悪趣味と思われるかもしれないが，意外と診察場では役に立つこともある．

Quiz 6　83歳男性……　主訴　頭痛

図1　頭部単純MRI

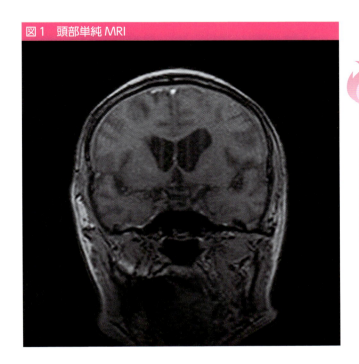

Let's Challenge!
診断はどれ？

A．髄膜炎
B．髄膜腫
C．肥厚性硬膜炎
D．頭部帯状疱疹
E．血管内大細胞型B細胞性リンパ腫

information

X－1年4月より全身倦怠感と発熱があり，11月に当院で精査をしたところ，CRP高値，MPO-ANCA陽性，両側足底のしびれ，尿潜血，間質性肺炎の初期像から顕微鏡的多発血管炎が疑われた．元来，難聴があったため検査リスクを考慮し腎生検や神経生検は施行されなかったが，上記疾患としてプレドニゾロン（PSL）35 mg/日が投与された．徐々にMPO-ANCAやCRP値の改善を認めていたが，12月に複視の症状を訴え，右上斜筋不全麻痺，左外転神経麻痺を認めた．これらは顕微鏡的多発血管炎の合併症と考えられ，上記と同量のPSLで経過観察をしていた．X年4月ごろから頭痛を訴えるようになり，徐々に痛みの増悪がみられたため頭部単純MRIを施行した（図1）．

Quiz6 の答え

C. 肥厚性硬膜炎

【解説】

本症例の頭部単純 MRI T1 強調 FLAIR 画像では大脳脳表の硬膜のびまん性肥厚を認め（図1），肥厚性硬膜炎が疑われた．追加で造影 MRI を施行したところ，びまん性に肥厚した硬膜に造影効果を認め，肥厚性硬膜炎と診断した（図2）．本症例のような顕微鏡的多発血管炎など ANCA 関連血管炎に肥厚性硬膜炎を合併した症例は多数報告されている．MRI 検査以外にガリウムシンチグラフィも診断に有用である．既報告例の臨床的検討では，ANCA 関連血管炎の臓器合併症（上気道，肺，腎臓）が寛解を維持している経過中に肥厚性硬膜炎を発症した症例や，肥厚性硬膜炎が初発症状であった症例も多数みられた．頭痛以外に視神経や動眼神経，顔面神経麻痺の症状を呈することが多い．また肥厚性硬膜炎を合併した ANCA 関連血管炎では，半月体形成性腎炎すなわち急速進行性糸球体腎炎を呈した症例

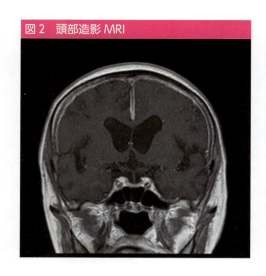

図2 頭部造影 MRI

は少なかったとの興味深い報告もある．本症例の右上斜筋不全麻痺，左外転神経麻痺は当初は血管炎に伴う多発性単神経炎が疑われたが，肥厚性硬膜炎の症状であった可能性がある．

One Point Advice

- ANCA 関連血管炎でフォロー中の患者において頭痛・脳神経麻痺症状を認めた場合，肥厚性硬膜炎の可能性も考える．
- ANCA 関連血管炎で寛解状態にあっても発症することがある．
- 肥厚性硬膜炎の診断には MRI，ガリウムシンチグラフィが有用である．

脳休めコラム 　外来での血圧

　外来で血圧を測ると家庭血圧に比べて随分高い値を示す患者がいる．もちろん，白衣高血圧症もその原因の1つであるが，なかには「先生に運動するように散々言われたので今日は1時間も自転車をこいで来ました」という患者もいる．前向きに運動療法をしている患者をみると大変喜ばしい．しかしバイタルサインはやはり安静で評価しなければならない．

Quiz 7

66歳女性…… 主訴 胸部異常陰影

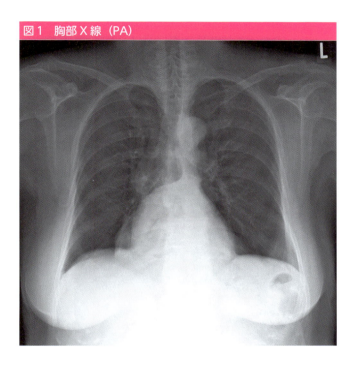

図1 胸部X線（PA）

information

両肩から頸部にかけての筋肉痛を主訴に近医を受診した際，胸部X線写真（図1）で異常陰影を指摘された．筋肉痛の原因はリウマチ性多発筋痛症と診断し，プレドニゾロン10mg投与で筋肉痛は改善したが，この異常陰影には変化が認められなかった．

Let's Challenge!

診断はどれ？

A．胸腺腫
B．心膜嚢胞
C．神経鞘腫
D．悪性リンパ腫
E．食道裂孔ヘルニア

Quiz7 の答え
E．食道裂孔ヘルニア

【解説】

　胸部X線写真（PA）（**図1**）では，心陰影に重なっているが，心陰影の中に境界が鮮明なほぼ円形の陰影が認められる（シルエットサイン陰性）．一方，この異常陰影の部分では下行大動脈左縁のシルエットは消失している（シルエットサイン陽性）．すなわち，この陰影は後縦隔に存在することを意味している．胸部X線写真（RL）（**図2**）では，心陰影の裏側に，心陰影とは少し離れて，境界鮮明な円形陰影が認められ，その頭側部分の内部は不均一で，ガスの存在を疑わせる．胸部単純CT（**図3**）では，腹部内臓脂肪と腹膜を伴って後縦隔にかなり入り込んだ胃が確認でき，異常陰影の原因は高度の食道裂孔ヘルニアであった．

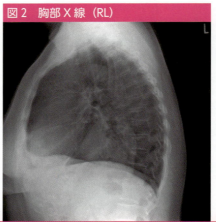

図2　胸部X線（RL）

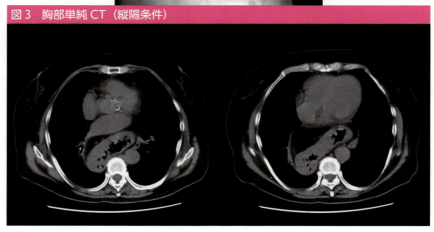

図3　胸部単純CT（縦隔条件）

Quiz 8

38歳男性……　**主訴**　腹痛，嘔吐

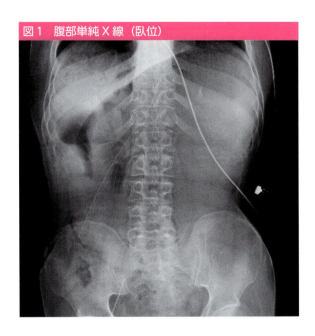

図1　腹部単純X線（臥位）

information

出生時にプラダー・ウィリー（Prader-Willi）症候群と診断されている．受診2日前に多量の食事を摂取．その後腹痛・嘔吐を繰り返し受診．

体温36.9℃，血圧123/72 mmHg，腹部は膨隆しているが軟，打診で鼓音あり．外来受診時に意識低下を認め，応急処置を行い腹部X線を施行した（**図1**）．

Let's Challenge!

この写真で認められないものはどれ？

A．胃拡張
B．腸管気腫
C．門脈気腫
D．胃管
E．尿道カテーテル

Quiz8 の答え

E．尿道カテーテル

【解説】

プラダー・ウィリー症候群は ① 筋緊張低下 (hypotonia)，② 性腺発育不全 (hypogonadism)，③ 知的障害 (hypomentia)，④ 肥満 (obesity) を特徴とする疾患である．罹病率は約 16,000 人に 1 人程度である．満腹中枢の異常を認め，過食になりやすく，肥満が問題となることが多い．

問題の X 線写真（図2）では，左上腹部から腹部全体に拡張した胃を認め（胃拡張），内部にカテーテルが留置されている（胃管）．右下腹部まで及んでいる胃の壁には層状のガス像を認める（腸管気腫）．肝臓内には樹枝状のガス像を認める（門脈気腫）．胆管内ガスとの鑑別は，胆管内ガスが一次分枝など肝門部を中心に認められるのに対し，門脈内ガスは肝臓の辺縁に認められることで可能である．右下方に認められるカテーテルは腹腔外から腹腔内に留置されており，尿道カテーテルではない．こちらは中心静脈カテーテルである．

同じタイミングで施行した腹部単純 CT を図3に示す．肝臓の門脈内には腹壁側のみ樹枝状のガス像を認める．胃内には多量の内容物があり，胃壁に沿った層状のガス像を認め，胃内容物が胃壁から浮いているようにみえる．

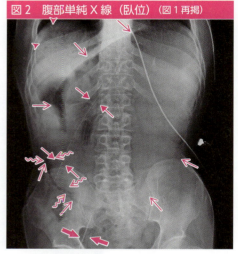

図2　腹部単純 X 線（臥位）（図1再掲）
A．胃拡張→，B．腸管気腫⤳，C．門脈気腫▶，D．胃管→，E．中心静脈カテーテル➡

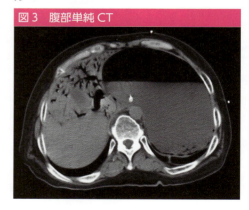

図3　腹部単純 CT

One Point Advice

❖ 腸管内圧が上がる病態では腸管気腫の可能性を考える．
❖ 門脈気腫や腸管気腫は X 線写真だけでも診断可能な場合がある．
❖ 画像検査を行った際にはドレーンやカテーテルなどの位置もあわせてチェックするクセをつける．

Quiz 9　61歳男性……　主訴　多発関節痛

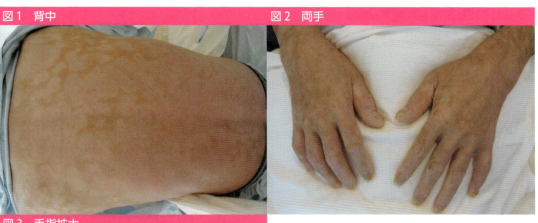

図1　背中
図2　両手
図3　手指拡大

Let's Challenge!
関節痛の原因は？

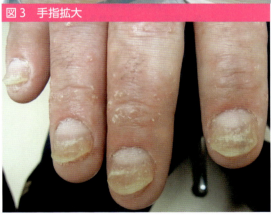

A．頸椎症性脊髄症
B．乾癬性関節炎
C．掌蹠膿疱症性関節炎
D．結節性多発動脈炎
E．感染に伴う関節炎

information

多発関節痛が出現し，シクロスポリンを処方されたが改善なく当総合内科受診．両手指腫脹，両手関節と第4・5指のMP関節・PIP関節・DIP関節に腫脹・圧痛，四肢腱反射亢進，両下肢バビンスキー（Babinski）反射陽性．図1〜3に示す皮疹を認めた．WBC 12,890/μL，RBC 443×10⁴/μL，Hb 12.6 g/dL，PLT 50.4×10⁴/μL，TP 7.6 g/dL，Alb 3.0 g/dL，AST 34 IU/L，ALT 61 IU/L，ALP 1,296 IU/L，γGT 234 IU/L，LD 167 IU/L，T-Bil 0.9 mg/dL，Cre 0.95 mg/dL，BUN 24.7 mg/dL，CRP 16.77 mg/dL，RF 30 IU/mL．

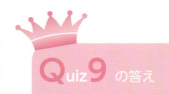

B．乾癬性関節炎

【解説】

　特徴的な皮疹・爪病変と脊椎炎や DIP 関節優位の非対称性少数関節炎，指炎，付着部炎があると診断は容易である．CASPAR 分類基準（特異度98.7％，感度91.4％）を示す（**表**）．しかし，関節炎が皮疹に先行し，対称性多発小関節炎を呈し，関節リウマチとの鑑別が困難となることもある．また，リウマチ因子（RF）が2〜10％，抗 CCP 抗体が8〜16％で陽性となる．抗 CCP 抗体陽性例では多発関節炎・関節びらんをきたしやすいともいわれている．HLA-Cw6 や軸性関節炎型では HLA-B27 などとの関連が指摘されている．

　関節炎と皮疹の進展は関連が乏しいという報告が多いが，爪病変との関連はある．

　多関節炎型にはメトトレキサート（MTX）・シクロスポリン（CyA）・TNFα 阻害薬が有効なことが多く，本例も MTX を導入して皮疹・関節痛ともに改善を認めた．

　肝胆道系酵素の上昇は CyA 内服中止にて改善し，薬剤副作用と考えられた．頸椎 MRI にて頸椎症性脊髄症を確認したが，経過や所見などから関節痛の原因とは考えられない．

表　CASPAR 分類基準

関節炎，脊椎炎あるいは付着部炎が3ヵ所以上に認められて，下記5項目中3項目以上を満たすものを診断する．

1. 現在あるいは過去に乾癬に罹患しているか乾癬の家族歴がある．
2. 特徴的な爪の異栄養性変化（爪剝離，点状陥凹，角質増殖症）がある．
3. リウマチ因子が一貫して陰性である．
4. 指炎あるいは指全体の腫脹が現在または過去にある．
5. X 線上骨増生所見が特に関節周囲にある．ただし，骨棘は除外する．

（塩沢俊一：膠原病学—免疫学・リウマチ性疾患の理解のために，改訂5版，丸善出版，東京，p508, 2012. Taylor W, Gladman D, Helliwell P, et al：Classification criteria for psoriatic arthritis：development of new criteria from a large international study. Arthritis Rheum 54：2665, 2006 より引用改変）

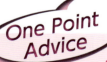

- 特徴的な皮疹・爪病変を伴う関節痛であれば，乾癬性関節炎を疑う．
- 皮疹がないことや RF 陽性では乾癬性関節炎を否定できない．

脳休めコラム　　　全身をみる

　忙しい外来では主訴に関連した部位しか診察できないことや，検査の結果しかみないこともあるかもしれない．しかし，特に高齢になるほど隠れた疾患の合併がある．主訴だけでなく，ほかの症状や身体所見を丁寧に確認し全身をみることが，診断のみならず患者との信頼関係の構築においても重要であろう．

Quiz 10　65歳男性……　主訴　多発関節痛

図1　右肘関節
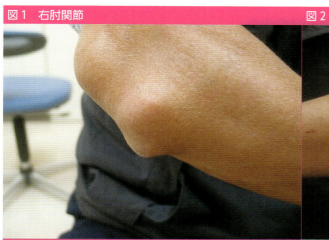

図2　左肘関節
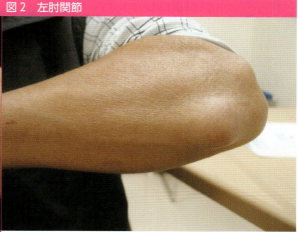

図3　右膝関節
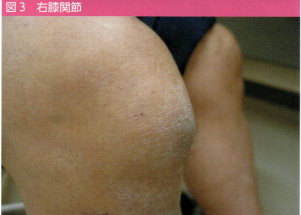

information

左右対称性に，肘関節（図1，2）・膝関節伸側（図3）に圧痛のない弾性軟の皮下腫瘤を触れた．発赤や熱感もなく可動性には乏しかった．

Let's Challenge!

診断はどれ？

A．痛風
B．脂質異常症
C．関節リウマチ
D．アミロイドーシス
E．サルコイドーシス

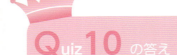

C. 関節リウマチ

【解説】

　肘関節・膝関節伸側にできたリウマチ結節である．肘・膝とも関節伸側でやや遠位のこの位置に対称性に認められるのが特徴である．活動性の高い関節リウマチ患者に認められることが多く，活動性のコントロールとともに縮小し消失するが，罹患関節とは異なり，リウマチ結節自体に熱感や圧痛などの炎症所見を認めることはない．**図4**では手指の尺側偏位と，両側第2・3指中手指節間（MCP）関節に腫脹が，**図5**では関節リウマチによる両側外反拇趾に加え，矢印の部分にもリウマチ結節がみられる．

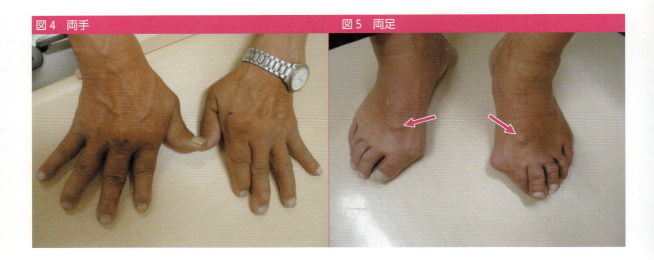

図4　両手　　　　　　　　図5　両足

脳休めコラム　　発熱患者に抗菌薬

　某診療所の先生から送っていただいた，患者について病歴や検査所見が詳細に記載された紹介状の最後に，「高熱があったので，とりあえずセフトリアキソンを点滴しておきました」と書いてあったりすると，入院を受け持つ立場の私たちはとてもがっかりしてしまう．きっと患者の重症化予防を考えてそうされたのだろうけど，抗菌薬が投与されていると血液培養が陽性となる確率はきわめて低くなってしまうので……．理想は，抗菌薬の投与の有無に関係がなく，遺伝子的に菌血症の原因病原体を同定できる検査法で，その開発に期待したい．

Quiz 11

76歳女性…… **主訴** 両手PIP関節の痛み

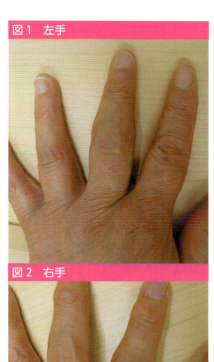

図1 左手

図2 右手

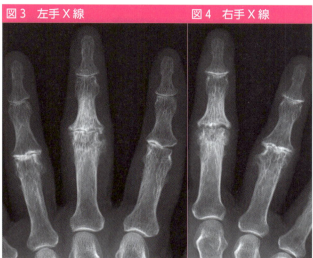

図3 左手X線　　図4 右手X線

Let's Challenge!

関節の痛みの原因疾患はどれ？

A．痛風
B．偽痛風
C．関節リウマチ
D．乾癬性関節炎
E．変形性関節症

information

　両手の proximal interphalangeal（PIP）関節の痛みで受診した．朝のこわばりはなく，触診では，腫大している PIP 関節（図1〜4）は固く触れ，圧痛は認められなかった．血液検査の結果は以下の通りであった．CRP 0.04 mg/dL，RF <3 IU/mL（基準値：<15），抗CCP抗体 1.5 U/mL（基準値：<4.5），MMP-3 34.8 ng/mL（基準値：17.3〜59.7）．

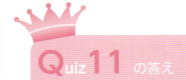

E．変形性関節症

【解説】

 手指の変形性関節症としての病変では distal interphalangeal（DIP）関節が腫大するヘバーデン（Heberden）結節の頻度が高い（**図5**）．一方，まれではあるが，本症例のように PIP 関節が腫大するものはブシャール（Bouchard）結節とよばれている．いずれも骨の変形を伴うが，関節リウマチのように罹患関節が柔らかく腫脹していたり，血液検査で CRP が上昇したりするなどの炎症所見は認められない．X 線写真での変化は，それぞれの疾患で図6のような特徴が知られている．本症例では，図6のAが該当する．一方，変形性関節症と関節リウマチが合併することがあるので注意が必要である．

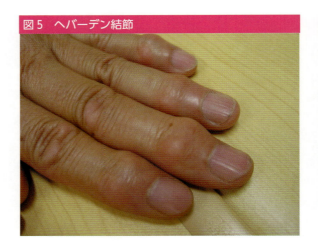

図5　ヘバーデン結節

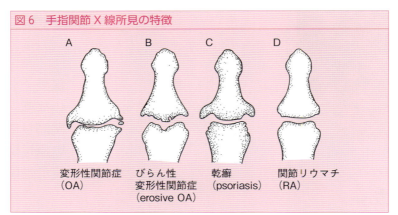

図6　手指関節 X 線所見の特徴

A 変形性関節症（OA）　B びらん性変形性関節症（erosive OA）　C 乾癬（psoriasis）　D 関節リウマチ（RA）

（Zhang W, Doherty M, Leeb BF, et al.：EULAR evidence-based recommendations for the diagnosis of hand osteoarthritis：report of a task force of ESCISIT. Ann Rheum Dis 68：8-17, 2009 より引用）

Quiz 12

52歳女性……　**主訴** 健康診断での血液検査異常

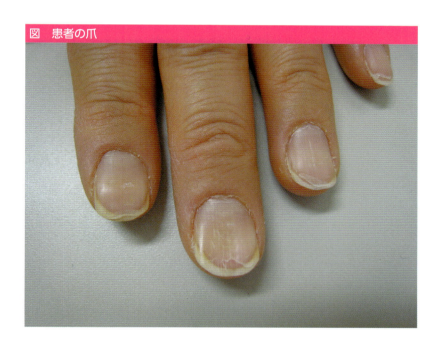

図　患者の爪

Let's Challenge!
この爪の写真から予測される疾患はどれ？

A．乾癬
B．白癬症
C．鉄欠乏性貧血
D．ネフローゼ症候群
E．慢性閉塞性肺疾患

information

健康診断で血液検査異常を指摘され，内科を受診した．その際の身体診察で気が付いた異常である（図）．

Quiz 12 の答え

C．鉄欠乏性貧血

【解説】

　この爪は，いわゆるスプーンネイル（spoon nails, koilonychia）である．鉄欠乏性貧血での有名な徴候として教科書で名前はよく知られているが，実際にはみることが少ない異常の1つである．これまでみたことがない医師も多いのではないだろうか．スプーンネイルは，必ずしもスプーンのように長軸方向に反り返っているわけではなく，前頁の図のように，爪の中央部のみが通常とは逆に短軸方向に陥凹した爪である．同時に，爪はもろくなっており，特に薄く剥がれやすくなっているのもわかる．また，すべての爪でスプーンネイルが認められるわけではない．この患者の血液データは，WBC 4,500/mm^3，RBC 463/mm^3，Hb 9.0 g/dL，Ht 30.1%，MCV 65.0 fL（正常 80.6〜98.7），MCH 19.4 pg（正常 25.0〜31.9），MCHC 29.9 g/dL（正常 30.3〜33.4），PLT 30.5×10^4/mm^3，Fe 21 μg/dL，フェリチン 1.9 ng/mL，Ret 0.8%であった．スプーンネイルは，鉄欠乏性貧血のほかに，職業に関連したものもある．なお，乾癬では爪の微小陥凹や肥厚，白癬症では爪の肥厚・白濁・黄色化など，低アルブミン血症では横走する帯状の白線，慢性閉塞性肺疾患ではばち指が認められる．

脳休めコラム

岐阜大学の紹介

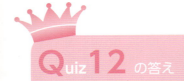

　私たちの岐阜大学は，濃尾平野の北西端にあり，自然にとても恵まれた静かな環境に位置している．医学部・医学部附属病院のほかに，工学部，応用生物科学部，教育学部，地域科学部の全5学部が同一キャンパスに集結し，さらに医学部の敷地内には岐阜薬科大学もあり，連携・連合体制ができている．学生数は，岐阜薬科大学も合わせると約8,000名にのぼる．来訪はもちろん，ホームページ（http://www.gifu-u.ac.jp/）もみていただけたらと思う．

Quiz 13　22歳女性……　主訴　有痛性紅斑

図1　下肢紅斑

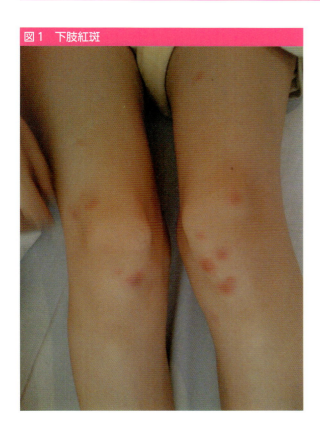

Let's Challenge!

診断はどれ？

A. 多型滲出性紅斑
B. 水痘
C. スイート症候群
D. ベーチェット病
E. 乾癬性関節炎

information

生来健康であった．X年4月から咽頭痛，口内炎を繰り返し生じていた．その後口内炎は同時に複数個出現するようになり，痛みのため開口障害，摂食障害を認めた．X年11月に39℃の発熱，両肘関節痛，小陰唇のびらん，図1に示すような1cm程度の有痛性で硬結を伴う紅斑を生じたため，当院へ受診した．WBC 14,310/μL，CRP 19.92 mg/dL，抗核抗体 <40倍，HLA-B51 陽性．

Quiz 13 の答え

D. ベーチェット病

【解説】

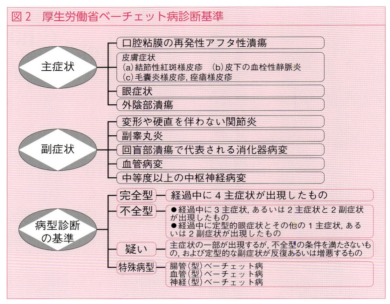

図2 厚生労働省ベーチェット病診断基準

（厚生労働科学研究費補助金難治性疾患克服研究事業ベーチェット病に関する調査研究班ホームページ http://www-user.yokohama-cu.ac.jp/~behcet/about_see_standard.html より引用・一部省略）

　口腔粘膜の再発性アフタ性潰瘍，結節性紅斑様皮疹，外陰部潰瘍，変形や硬直を伴わない関節炎から，ベーチェット（Behçet）病不全型と診断した（図2）．皮膚症状は必ずしも写真のような結節性紅斑様皮疹を呈するとは限らず，時にはにきびのような皮疹が出現することもある．また外陰部潰瘍は粘膜面に出現する．なお，HLA-B51は参考となる検査所見として挙げられており，必須ではない．陽性率は60％程度である．治療としてコルヒチンの投与を検討したが，挙児希望のため投与は見合わせ，プレドニゾロン20 mg/日で治療を行った．

One Point Advice

- ベーチェット病との鑑別疾患は多岐にわたるため，診断するうえで他疾患をしっかり否定することが大切である．
- 外陰部潰瘍や副睾丸炎など，診察しづらい所見を見落とさず診察することが重要である．

Quiz 14　73歳男性……　主訴　両下肢のしびれ

図1　左足関節　　図2　右足関節

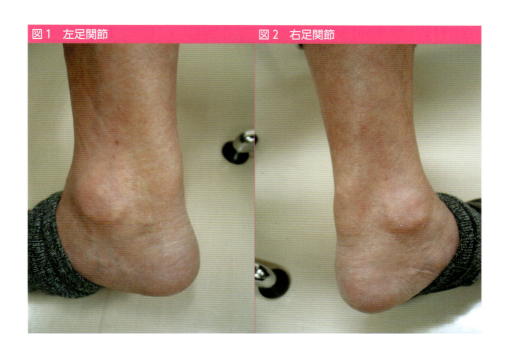

information

70歳から高血圧症に対して降圧薬（ベニジピン塩酸塩 8 mg）治療中で，72歳に血管造影で左腸骨動脈に 90％狭窄を指摘されている．血圧 146/86 mmHg，左足背・後脛骨動脈の拍動は触知しなかった．両側足関節後面からの写真を図1，2に示す．父は急性心筋梗塞で死亡しており，姉には狭心症がある．

Let's Challenge!

診断はどれ？

A．痛風
B．糖尿病
C．家族性脂質異常症
D．アミロイドーシス
E．サルコイドーシス

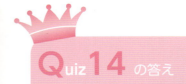

Quiz 14 の答え
C. 家族性脂質異常症

【解説】

前ページの写真（図1, 2）はアキレス腱の黄色腫で，アキレス腱が盛り上がってみえる．この部分は固く厚く触れるが，日常生活に支障がないため本人は気付いていなかった．図3, 4は両アキレス腱の軟線撮影で，アキレス腱の肥厚（厚さ15 mm）（9 mm以上は肥厚）と，一部に石灰化（矢印）が認められた．68歳時に高コレステロール血症を指摘され，近医から脂質異常治療薬として，ロスバスタチン5 mg，エゼチミブ10 mg，コレスチミド100 mgが処方されていた．これらの治療薬を内服中であったが，当院受診時の採血では，総コレステロール283 mg/dL，LDLコレステロール216 mg/dL，HDLコレステロール35 mg/dL，中性脂肪198 mg/dLで，本症例はⅡa型家族性脂質異常症ヘテロ接合体と考えられた．本疾患のほとんどがLDL受容体の遺伝子変異によるものであり，日本人でのヘテロ接合体の頻度は約500人に1人といわれている．

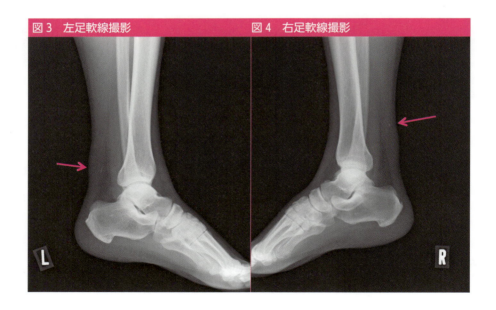

図3　左足軟線撮影　　図4　右足軟線撮影

脳休めコラム　患者の写真を撮るときの注意点

率直に「写真を撮らせてください」と断って撮っているが，幸い今まで一度も断られたことはない．最初から異常に気付いていても，十分な問診の後に撮るようにしている．できるだけ接近して拡大したものと，少し離れてその位置が確認できるものの2枚を最低でも撮っておくとよい．診察室の天井に照明があることが多いので，接写部分にカメラの影が落ちないように注意する．

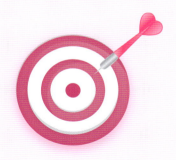

中級編
～中堅医師レベル～

  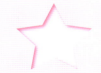

1日1問, ルーチンに

Quiz 15　81歳女性……　主訴　歩行障害

図1　頭部MRI　AX FLAIR

図2　頭部MRI　上：CO T1W　下：SG T1W

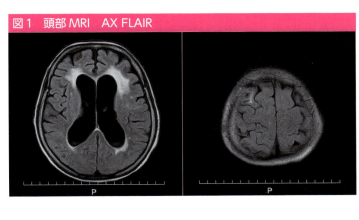
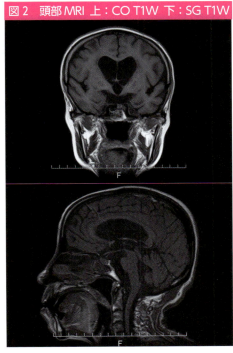

Let's Challenge!

診断はどれ？

A．アルツハイマー型認知症
B．進行性核上性麻痺
C．パーキンソン病
D．筋萎縮性側索硬化症
E．正常圧水頭症

information

6月ごろから小刻みな歩き方になった，歩行がゆっくりになったという症状が出現．その後，自力歩行が困難となり10月に受診．また家族によると口数が少なくなったとのこと．

Quiz15 の答え
E．正常圧水頭症

【解説】

　頭部 MRI にて脳室の拡大（図1左，図2上），シルビウス（Sylvius）裂の開大（今症例では軽度）（図2上）がみられるが，高位円蓋部ではくも膜下腔と脳溝の狭小化がみられる（図1右，図2上）．これらは特発性正常圧水頭症が疑われる画像所見であり，DESH（disproportionately enlarged subarachnoid-space hydrocephalus）所見とよばれる．

　今症例では脳脊髄液検査にて圧は正常であったが，蛋白が 368 mg/dL と高値であった．さらに検査を進めていったところ腰椎 MRI にて L1 レベルの脊柱管内に 15 mm 大の結節を認めた（図3）．脳脊髄液高蛋白の原因と考えられ手術にて摘出した．馬尾神経腫瘍で組織は神経鞘腫（schwannoma）であった．手術後に脳脊髄液の蛋白は正常化して，臨床症状・画像所見ともに改善がみられた．馬尾神経鞘腫により脳脊髄液が高蛋白となり，吸収障害から二次性正常圧水頭症をきたしていたと考えられた．

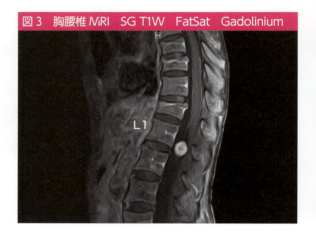

図3　胸腰椎 MRI　SG T1W　FatSat　Gadolinium

One Point Advice

- 正常圧水頭症は特発性と二次性に分けられる．二次性でも特発性正常圧水頭症のように緩徐な臨床経過をとることがある．
- 脳萎縮でも脳室の拡大，脳溝の開大はみられる．正常圧水頭症を見逃さないためには，高位円蓋部においても，くも膜下腔の拡大や脳溝の開大があるかを確認することが重要である．

Quiz 16

18歳女性…… **主訴** 右眼周囲の腫れ

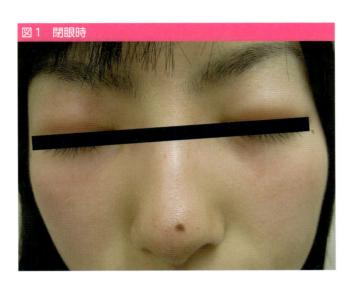

図1　閉眼時

information

9月から，眼の周りが時々腫れることがあったが，数時間で自然に消失していた．12月11日起床時から右眼の周りが急に腫れた（図1）のに気付いたが，1日経過しても改善しないため，12日午前中に受診した．右眼の周りにはかゆみはなく，発熱，眼球の異常や視力障害，ほかの部位の浮腫は認められなかった．WBC 3,450/μL（Eosino 1.2%），Hb 12.9 g/dL, PLT 16.4万/μL, TP 7.8 mg/dL, Alb 5.3 mg/dL, ALT 17 IU/L, LD 171 IU/L, Cre 0.65 mg/dL, BUN 16.3 mg/dL, CRP ＜0.02 mg/dL.

Let's Challenge!

診断はどれ？

A．蕁麻疹
B．血管性浮腫
C．特発性浮腫
D．スイート症候群
E．リンパ浮腫

Quiz 16 の答え

B. 血管性浮腫

【解説】

クインケ（Quincke）浮腫ともよばれ，局所性浮腫の代表である（**図2**）．真皮深部および皮下組織の浮腫で，血管運動神経の局所的な興奮によって毛細血管の透過性が亢進することが原因と考えられているが，詳細は不明である．蕁麻疹とは異なり，数時間では消えず，数日間持続する．また，かゆみも伴わず，圧痕は伴わない．眼瞼，口唇，頬部，舌など顔面に起こりやすいが，手背や足背などに非対称性に認められることもある．上気道に浮腫が生じると呼吸困難を生じることがある．CRP，WBC，好酸球数，IgEは正常である．

蕁麻疹には通常強いかゆみを伴うことが多く，眼瞼だけでなく身体のいろいろな部位に同時に膨疹を生じる．特発性浮腫は全身性浮腫の代表的疾患で，女性に多く，血管透過性亢進によって朝よりも夕に1kg以上の体重増加と圧痕を生じるが，明らかな原因がみつからないものである．リンパ浮腫は局所性浮腫の代表的疾患で，手術などの治療によってリンパ液の還流が悪くなり，リンパ管の外にリンパ液がしみ出した結果起こるもので，圧痕を生じないことが多い．

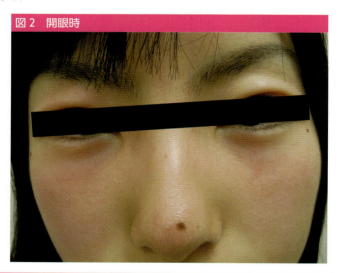

図2　開眼時

脳休めコラム　　　医師は健康でなくっちゃ

「健全な精神は健全な肉体に宿る」とは，体が健康であれば，それに伴って精神も健全であるということ，もしくは何事も身体がもとであるということを意味する．外来が忙しくなって疲れてきたり，空腹感が強くなったりすると，余裕がなくなってきて，ついつい語調も荒くなって患者に迷惑をかける原因となってしまう．医師が健康でないということは，患者に対して失礼だと思う．日頃から，医師の不養生と言われないよう，自分の健康管理には十分に気を付けたいものである．

Quiz 17　60歳女性……　主訴　発熱

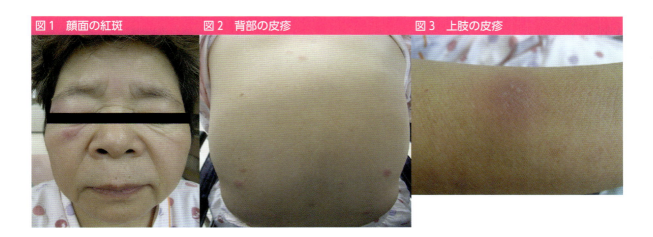

図1　顔面の紅斑　　図2　背部の皮疹　　図3　上肢の皮疹

information

　38℃台の発熱と嘔気があり，近医を受診した．血液検査でCRP 0.87 mg/dL，WBC 6,000/μLであり抗菌薬（レボフロキサシンとミノサイクリン）が投与されたが，発熱の改善はみられなかった．発熱から1週間後に前腕に疼痛を伴う紅斑が出現し，次第に顔面や体幹などに広がってきたため（図1～3），精査加療目的で当総合内科紹介受診．症状出現前に新たな内服はしていない．

　既往歴：55歳で胆囊結石症で胆囊摘出術．
　家族歴：母が2型糖尿病．

　血圧114/65 mmHg，脈拍94/分，体温38.4℃．頭頸部：貧血なし，黄疸なし，口腔内アフタなし，頸部リンパ節腫脹なし，呼吸音正常，心音正常，腹部：平坦・軟，腸雑音異常なし，肝・脾腫なし，四肢：浮腫なし，チアノーゼなし，腱反射異常なし，顔面・体幹・四肢に紅斑を認める．

Let's Challenge!

診断はどれ？

A．スイート症候群
B．皮膚筋炎
C．薬剤熱
D．結節性紅斑
E．全身性エリトマトーデス

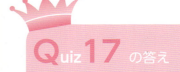

A. スイート症候群

【解説】

　スイート（Sweet）症候群は，下記①〜④を特徴として中高年の女性に好発する．
① 発熱
② 末梢血好中球の増加
③ 顔面・頸部・四肢での有痛性隆起性紅斑
④ 組織学的に真皮に成熟した好中球の浸潤（図4,5）
本症候群の原因は不明である．約10〜20%に悪性腫瘍を伴い，ベーチェット（Behçet）病やシェーグレン（Sjögren）症候群などの膠原病の合併も多い．治療はプレドニゾロン0.5〜1 mg/kg/日またはヨウ化カリウムで行う．本症例は入院3日目よりプレドニゾロン25 mg/日（0.5 mg/kg）の内服を開始し，それとともに発熱・皮疹の改善がみられた．

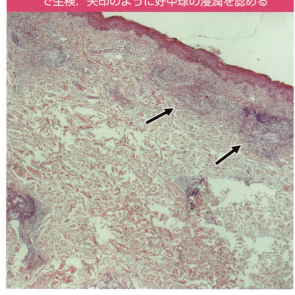

図4　皮膚生検弱拡大：右上腕の皮疹の部分を皮膚科で生検．矢印のように好中球の浸潤を認める

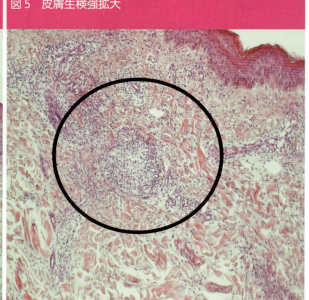

図5　皮膚生検強拡大

Quiz 18

52歳女性……　**主訴**　四肢不全麻痺

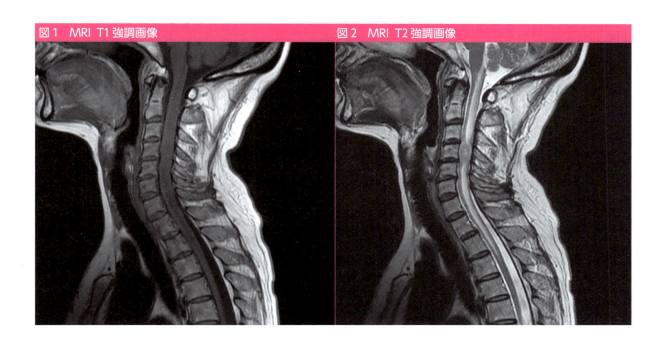

図1　MRI T1強調画像　　図2　MRI T2強調画像

information

高血圧症にて近医通院中．X年1月26日項部から右肩にかけて疼痛，右手のしびれが出現．近医整形外科でリハビリテーションを受けていたが，2月15日左上肢もしびれ，徐々に両下肢へ広がって力が入らなくなってきた．2月21日から便通なく，排尿のしづらさを自覚．

身体所見：T1レベルより遠位に知覚鈍麻，四肢腱反射はすべて亢進，四肢クローヌス陽性，MMTは上腕二頭筋3/3，上腕三頭筋3/3，膝伸展3/3，股関節屈曲伸展とも2/2，足関節背屈底屈2/2．

Let's Challenge!

診断はどれ？

A．転移性脊髄腫瘍
B．神経膠腫
C．サルコイドーシス
D．脊髄空洞症
E．横断性脊髄炎

Quiz 18 の答え

A．転移性脊髄腫瘍

【解説】

　C3/4〜C4/5 の頸髄内に T1 強調画像，T2 強調画像ともにほぼ等信号の腫瘤を認める（図 1, 2）．その頭側および尾側では延髄から第 3 胸髄にかけて T1 強調画像で低信号，T2 強調画像で高輝度変化を呈しており，広範囲な脊髄浮腫と考えられる．腫瘤は Gd 造影 T1 強調画像で境界明瞭な高信号腫瘤として検出された（図 3）．患者は数ヵ月前から右乳房の腫瘤に気付いていたが放置していた（図 4 矢印）．麻痺は進行し呼吸状態悪化したため，頸髄髄内腫瘍摘出術，生検，硬膜形成術が施行され，生検部病理結果から乳癌の頸髄髄内転移と診断された．

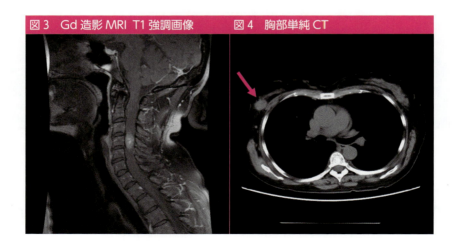

図 3　Gd 造影 MRI T1 強調画像　　図 4　胸部単純 CT

One Point Advice

- 悪性腫瘍の転移部位として，脊髄髄内転移（intramedullary spinal cord metastasis：ISCM）は非常にまれであり，原発は肺癌，乳癌の順に多い．
- 造影 MRI にて造影される腫瘍と広範囲な浮腫（longitudinally extensive spinal cord lesion：LESCL）は ISCM によくみられる所見である．
- 急速に進行する神経症状と，広範囲に及ぶ脊髄浮腫所見は，ISCM を疑う必要がある．

Quiz 22

36歳男性……　**主訴** 胸部異常陰影

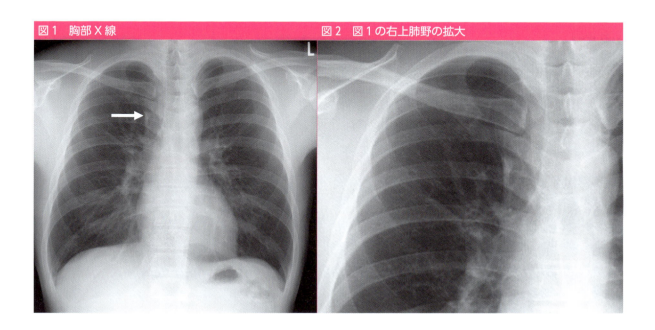

図1　胸部X線　　　　　図2　図1の右上肺野の拡大

information

健康診断で，胸部X線（図1, 2）の右上肺野の異常陰影（白矢印）を指摘されて受診した．咳，痰，呼吸困難，体重減少などの自覚症状はない．

Let's Challenge!

診断はどれ？

A．奇静脈
B．胸腺腫
C．肺腫瘍
D．葉間胸水
E．縦隔リンパ節

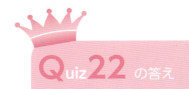

A．奇静脈

【解説】

　本症例は健康診断で発見された奇静脈葉である．胎生期に奇静脈弓が縦隔近くに移動するのが遅れたため，右上葉を分断するように上葉に陥入してしまうことで起こる．胸部 X 線（**図 3**）では，黄矢印の部分に奇静脈陥入による葉間胸膜がみられる．胸部 CT（**図 4**）では，奇静脈（ピンク矢印）から上大静脈（水色矢印）に流入する右上葉に陥入した奇静脈（白矢印）が認められる．

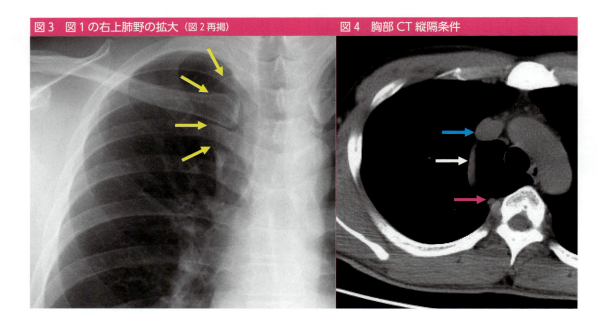

図3　図1の右上肺野の拡大（図2再掲）　　図4　胸部CT縦隔条件

脳休めコラム　　聴診器と水銀血圧計

　聴診器と水銀血圧計は，現代の内科学においてもっとも前時代的でアナログな診断機器である．電子聴診器が登場して年齢による聴力の低下を補ってくれるし，自動血圧計も客観的に測定でき，測定中にカルテ記載もできるので便利である．しかし，この2つのアナログ機器を，岐阜大学医学部附属病院の多くの内科医はいまだに愛用している．電池切れの心配もなく，機器の正確性と自分の聴診スキルに自信があるのだろう．これからも愛着を持って，患者との重要な接点であるこれらのアナログ機器を使い続けたい．

Quiz 23

78歳女性……　**主訴** 白内障手術前検査時のX線像の異常

Let's Challenge!

診断はどれ？

A．腸閉塞
B．十二指腸穿孔
C．腸管気腫性嚢胞症
D．クローン病
E．腸管ベーチェット病

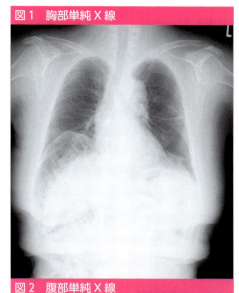

図1　胸部単純X線

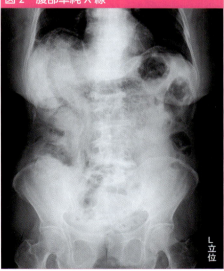

図2　腹部単純X線

information

X−5年に近医で2型糖尿病と診断され食事療法を受けていた．X−1年3月に大動脈炎症候群を発症し，当総合内科でプレドニゾロン（PSL）20 mg/日が開始となった．食後高血糖があったが，ミグリトール150 mg/日で血糖コントロールは良好であった．退院後，近医でミグリトールをボグリボース0.9 mg/日に変更された．9月に大動脈炎症候群が再燃したため，PSL 30 mg/日に増量された．X年4月白内障の術前全身評価目的で受診したところ，腹部症状はなかったが，胸部，腹部単純X線（**図1，2**），CTで異常を指摘された．精査・加療目的で当総合内科入院となった．身長：136.5 cm，体重：43.4 kg，意識清明，体温36.3℃，血圧：126/82 mmHg，脈拍：107/分・整，皮膚正常，腹部平坦，軟，圧痛なし．

Quiz23 の答え
C．腸管気腫性嚢胞症

【解説】

　腸管気腫性嚢胞症（pneumatosis cystoides intestinalis）はさまざまな状態，疾患（腸管手術後，内視鏡後，慢性肺疾患，膠原病，下剤，ステロイド）に伴って出現する．3分の2は単純X線写真，3分の1はCTなどで特徴的な画像（腹腔内 free air, 腸管壁内の気腫）で診断される．最近はαグルコシダーゼ阻害剤との関連も指摘されている．

　治療後のCT画像を図3に示す．

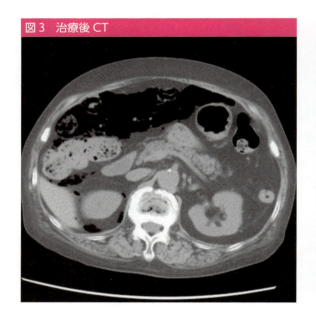

図3　治療後CT

脳休めコラム　　　体重を測ろう

　筆者は糖尿病を多く診ているため，糖尿病以外の患者でも癖のように外来で体重を測っている．そして時に思わぬ事実に気付くことがある．浮腫とか徐々に進行する体重減少とか．これらから悪性腫瘍や慢性心不全の診断にたどり着くこともあるので，あだやおろそかにはできないのであるが，それとは別に，患者が飼っていた犬が死んだとか，職場が変わったとか，普段語ってくれない生活上の変化が明らかになることもある．

Quiz 24

61歳女性……　**主訴** 関節の可動域制限

図1　上腕

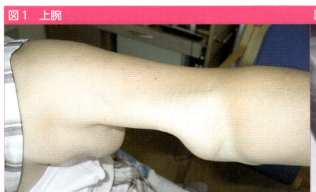

図2　上腕X線

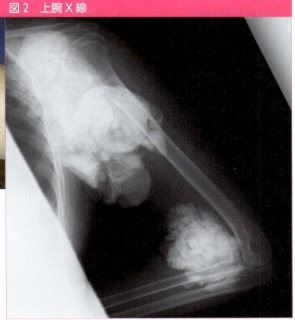

Let's Challenge!

診断はどれ？

A．癌の転移
B．骨パジェット病
C．副甲状腺機能亢進症
D．ビタミンD過剰
E．腫瘍状石灰化症

information

10年前から右股関節・肘・頸部で皮下に腫瘤を触れるようになった（図1, 2）. 腎機能や副甲状腺機能は正常であった. 6年前に可動域制限が起きたため, 右股関節の腫瘤をA病院整形外科で切除され, 病理組織からリン酸カルシウムを認めた.

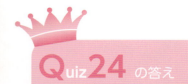

E．腫瘍状石灰化症

【解説】

腫瘍状石灰化症（tumoral calcinosis：TC）は，Inclan によって 1943 年に提唱された概念で，軟部組織における異所性石灰化症を特徴とする疾患である[1]．

肩や股関節などの大関節周囲に石灰化をきたし，ヒドロキシアパタイトやリン酸カルシウムの析出を認める．

一般的な検査所見は高リン酸血症と血清 $1\alpha,25$-ジヒドロキシビタミン D $[1\alpha,25(OH)_2$ビタミン D$]$ の上昇で，血清カルシウム，PTH，ALP，腎機能は正常である．

成長の速度はさまざまであり，巨大になることもある．治療については外科的に完全に取り除くことができれば再発しない[2]．

文　献
1) 玉置邦彦 総編集：内分泌・代謝異常症　脂肪組織疾患　形成異常症　異物沈着症，最新皮膚科学大系，第 10 巻，中山書店，東京，p103，2002
2) 福井次矢，黒川　清 監修：ハリソン内科学，第 3 版，メディカル・サイエンス・インターナショナル，東京，p2504-2505，2009

脳休めコラム　　　最初に言葉ありき

新しい分野に取り組もうとしている若い先生方に一言アドバイスを．臨床であれ研究であれ，新しい分野というものはチンプンカンプンで，論文を読み進めるのにも最初は難渋するものであり，そこで初めて目にする言葉にはとまどうものである．しかしそこで足早に通り過ぎるのでなく，じっくりと，納得がいくまでその術語の意味を調べてほしい．術語にはその分野におけるコンセンサスのエッセンスが詰まっているので，そこを理解することが結局近道なのである．ちなみに筆者が最近理解した術語として「ニッチ」「サイドポピュレーション」「非対称性分裂」がある．いずれも再生医療に関連したものである．

Quiz 25　42歳男性……　主訴　発熱，肝機能異常

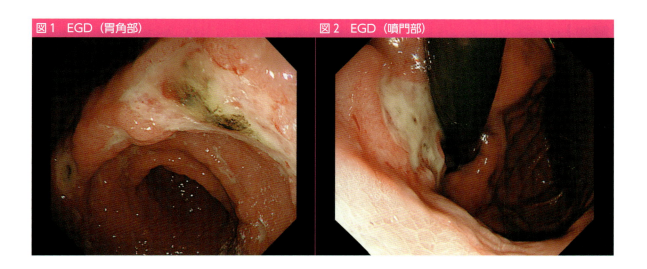

図1　EGD（胃角部）　　図2　EGD（噴門部）

information

X年12月末から38℃台の発熱を繰り返し，時折心窩部痛もあった．1月初旬に近医受診．肝機能異常を指摘されたが腹部CTは異常なし．翌日，精査目的で当総合内科を紹介受診．身長162.5 cm，体重69.2 kg，体温37.7℃，血圧102/57 mmHg，脈拍81/分，左鼠径部に自壊した8×5 mmの潰瘍を1つ認める．表在リンパ節は触知せず，咽頭発赤や白苔の付着なし，肝叩打痛あり，肝・脾臓触知せず．WBC 9,060/μL，異型リンパ球 1,993/μL，RBC 501万/μL，Hb 15.9 g/dL，PLT 19.9万/μL，TP 6.6 g/dL，AST 69 IU/L，ALT 116 IU/L，LD 479 IU/L，Cre 0.99 mg/dL，CRP 2.17 mg/dL．入院後，黒色便を認めたため，上部消化管内視鏡検査（EGD）を施行（図1，2）．

Let's Challenge!

予想される血液検査結果はどれ？

A．CEA 高値
B．CMVpp65Ag C10，C11 陽性
C．HBsAg 陽性
D．可溶性IL-2レセプター（sIL-2R）高値
E．赤痢アメーバ IgM 陽性

Quiz25 の答え

B. CMVpp65Ag C10，C11 陽性

【解説】

胃角部，噴門部に多発性の浅在性潰瘍を認める．この病変部位の生検では，サイトメガロウイルス（CMV）感染症で典型的な核内封入体は認めなかった．しかし，免疫染色でサイトメガロウイルス感染陽性細胞が認められ，PCR は陽性であった．以上よりサイトメガロウイルス胃炎と診断した．本症例は CMV-IgG（－）であり，初感染であった．一般的に健常成人の初感染では伝染性単核球症の形で発症することが多い．さらに消化器病変としては腸炎が初感染の臨床像として頻度が高いといわれている．しかし，本症例のように健常成人の初感染で多発性浅在性胃潰瘍を呈した症例も報告がある．なお，本症例では，経過中に図3のような自壊した皮膚潰瘍

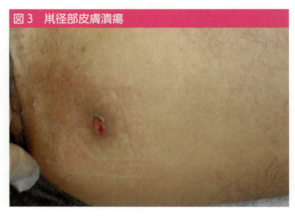

図3　鼠径部皮膚潰瘍

が鼠径部にみられ，その部位の CMV-PCR は陽性であり，CMV 感染症の皮膚病変と診断された．

One Point Advice

- 健常成人のサイトメガロウイルス初感染で，多発性胃潰瘍の形で発症することがある．
- 診断には病変部位の生検が有効で，封入体がみられない場合に免疫染色や PCR 法が有効である．
- 血液検査データで異型リンパ球を認めた場合，ウイルス感染症の検索は診断の一助となる．

脳休めコラム　発熱に対する不安

多くの患者が，発熱があることに不安を訴える．確かに，発熱は感染徴候の１つではあるが，発熱以外の症状（たとえば肺炎であれば特異的な呼吸器系症状である咳，喀痰，胸痛など）も感染症のモニタリングとして重要である．また，重症感染症になれば，発熱そのものがみられないこともしばしば．発熱で不安を訴える患者には，「発熱は，あなたの体がバイ菌と戦っている証拠なのです．バイ菌と戦える力があるという証拠です」と伝えてあげることも一手であろう．

Quiz 26　53歳女性……　主訴　下腿浮腫

図1　EGD

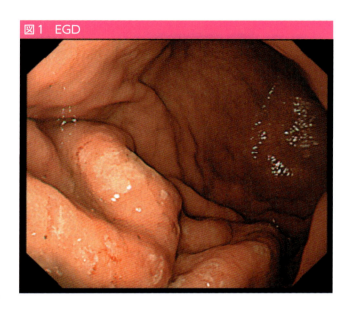

information

X-4年に健診で貧血を指摘されたが放置，Hb 11 g/dL前後で推移していた．X年2月と3月に3時間ほど続く強い腹痛を各1回認めた．近医で上部消化管内視鏡検査（EGD）を行ったが異常は指摘されなかった．X年6月ごろより両下腿に浮腫を認め悪化することから近医受診，低アルブミン血症を認め，8月に当総合内科に紹介となった．

TP 4.0 g/dL, Alb 2.4 g/dL, ChE 141 IU/L, BUN 12.8 mg/dL, Cre 0.66 mg/dL, BNP 18.0 pg/mL, Fe 46 μg/dL, UIBC 264 μg/dL, WBC 7,710/μL, Hb 9.2 g/dL, MCV 78.9 fL, PLT $28.3×10^4$/μL. フェリチン 6.6 ng/mL. D-dimer 1.3 μg/mL. SAA 10.9 μg/mL（<8.0）. 尿蛋白陰性. EGDを施行（図1）.

Let's Challenge!

行うべき治療はどれ？

A．胃全摘出術
B．高カロリー輸液
C．食事指導
D．CHOP療法
E．ヘリコバクター・ピロリ除菌

Quiz26 の答え
E. ヘリコバクター・ピロリ除菌

【解説】

本症例は，便中脂肪を認め，αアンチトリプシンクリアランス試験で陽性となり，腸管への蛋白漏出が証明されたため，蛋白漏出性胃腸症と考えられた．内視鏡検査での巨大皺襞所見とあわせて，メネトリエ（Ménétrier）病と診断した．発症機序には不明な点があるが，成因には，ヘリコバクター・ピロリ（H. pylori）感染と関連が強いと考えられている．H. pylori に感染することにより，IL-1β などの炎症性サイトカイン産生が亢進，HGF，TGF-α などの成長因子の産生，酸分泌抑制，高ガストリン血症を惹起し，胃粘膜上皮の増生，粘液産生の亢進が起きて発症すると考えられている．

皺襞幅が太くなるほど胃癌のリスクが増加し，特に胃体部の低分化型胃癌が増加する．

慢性貧血については諸説あるが，H. pylori 感染による胃内 pH 低下が鉄吸収障害を招き，貧血に導く説が有力である．

その後の経過：迅速ウレアーゼ試験で H. pylori 陽性を確認．除菌治療後，1ヵ月で下腿浮腫は完全に消失し，2ヵ月で血清 Alb 値，貧血は正常化した．また，EGD 再検で，巨大皺襞所見は改善した（**図2**）．

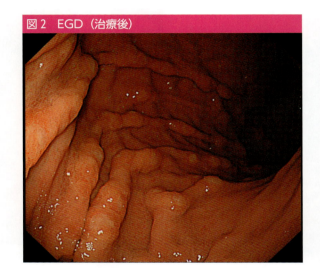

図2　EGD（治療後）

One Point Advice

- メネトリエ病は，H. pylori 感染により生じる良性疾患である．
- スキルス胃癌や胃悪性リンパ腫などとの鑑別のために生検は必須である．
- 皺襞が太いほど胃癌リスクが高いとされており，定期的な内視鏡によるフォローを忘れないことが重要である．

Quiz 27　70歳女性……　主訴　発熱

図　腹部CT

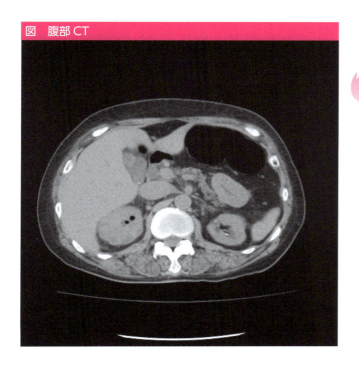

Let's Challenge!

本疾患で正しいのはどれ？

A．起炎菌は肺炎桿菌が多い
B．致死率は10％以下
C．基礎疾患として糖尿病が多い
D．重症度に限らず手術適応
E．ステロイド治療を行う

information

糖尿病で近医に通院していた．インスリンで治療され，HbA1c 8％前後で推移していた．X年5月19日夜から胸焼け，嘔吐，下痢を認めた．翌日から体温39.0℃を認め，近医で抗生物質を処方された．21日血液検査でWBC 20,000/μLを認め，当院当総合内科へ紹介された．

身長160 cm，体重70 kg，体温39.0℃，血圧80/50 mmHg，頸部リンパ節腫脹なし，胸部呼吸音，心音異常なし，腹部軟，圧痛なし，背部右叩打痛あり．下腿浮腫なし．WBC 18,510/μL，RBC 395万/μL，Hb 10.9 g/dL，Ht 32.9％，PLT 10.3万/μL，AST 17 IU/L，ALT 12 IU/L，BUN 95.9 mg/dL，Cre 4.75 mg/dL，LD 289 IU/L，CRP 31 mg/dL．腹部CTを施行した（**図**）．

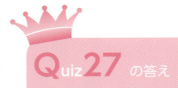
Quiz 27 の答え
C. 基礎疾患として糖尿病が多い

【解説】

　本患者では，CTで，右腎臓腫大，上極側に実質内に境界不明瞭な低吸収域を認め，腎盂内にairを認めた．MRI，腹部エコーを追加し，気腫性腎盂腎炎，腎膿瘍と診断した．入院時，敗血症性ショックを認め，補液負荷を行い，血液検査で腎不全もあり，メロペネム0.5g/日で治療を開始した．翌日のCTで右水腎症を認め，閉塞起点は認めなかったが，尿管カテーテルを留置した．点滴加療により，腎機能徐々に改善を認め，メロペネムを増量した．また入院時の血液培養で大腸菌が同定されたため，感受性に応じてパンスポリン®へ変更した．CRPは徐々に改善し，退院となった．

　気腫性腎盂腎炎とは，腎臓内，周囲にガス産生を伴う壊死性炎症で，発酵で生じる二酸化炭素によって起こる．腹部X線検査，CT検査で膀胱，腎盂尿管にガス像が認められる．原因菌は大腸菌，緑膿菌などのグラム陰性桿菌が多い．強力な抗菌薬に加えて，重症度に応じて腎摘出術を行う．致死率は60%以上である[1]．

Check!

- 糖尿病患者では感染症に罹患しやすい．また感染症により血糖コントロールが増悪する．
- 糖尿病で高頻度に認められる感染症は，尿路感染症，呼吸器感染症，胆道感染症，皮膚軟部感染症，歯科感染症などが挙げられる．
- 低頻度であるが特異的な感染症として，気腫性腎盂腎炎，気腫性胆嚢炎，フルニエ（Fournier）壊疽などが挙げられる[1]．

文献
1) 日本糖尿病学会 編：糖尿病専門医研修ガイドブック，改訂第5版，診断と治療社，東京，p256，2012

脳休めコラム　　ウィリアム・オスラー

　ウィリアム・オスラー（William Osler）博士は，カナダのオンタリオ州生まれの医学者，内科医で，カナダ，米国，英国の医学の発展に大きく貢献したことで知られる．また，医学教育にも熱心で，今日の医学教育の基礎を築いた人物といわれる．有名な"Listen to your patient, he is telling you the diagnosis"のほか，多くの名言を残している．

Quiz 28　23歳男性……　主訴　心窩部違和感

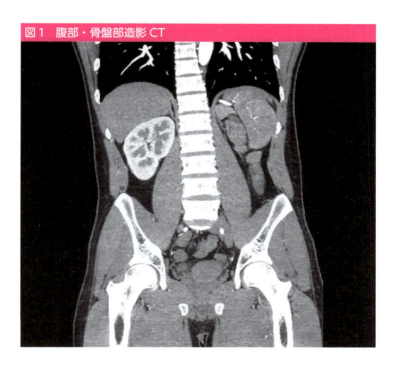

図1　腹部・骨盤部造影CT

information

X年8月ごろより乾性咳嗽と心窩部違和感を自覚するようになり，症状が続くため9月に当院受診した．慢性咳嗽の鑑別の1つに咳喘息が挙がり，気管支拡張薬の吸入を試みるも改善しなかった．逆流性食道炎も検討しプロトンポンプインヒビターを内服開始したが改善しなかった．血液検査や上部消化管内視鏡検査でも明らかな異常を認めなかった．機能性ディスペプシアとしてアコチアミドの内服も試みたが改善に乏しい状況であった．腹部臓器の精査のため，腹部・骨盤部造影CTを施行した（図1）．

Let's Challenge!

左腎欠損以外の異常所見はどれ？

A．前立腺腫瘍
B．後腹膜神経線維腫
C．左精嚢嚢胞
D．膀胱腫瘍
E．平滑筋腫

Quiz28 の答え

C. 左精嚢嚢胞

【解説】

腹部・骨盤部造影CTでは，左腎欠損および左精嚢に47×43 mm大の高吸収腫瘤を認める．泌尿器科でツィナー（Zinner）症候群と診断された．主訴とは直接関連はなく，CTで偶然にみつかったものである．先天的な一側の腎欠損（図2）と同側の精嚢嚢胞（図3）は1914年にZinnerに報告され，以後ツィナー症候群とよばれている．本症例のように無症状のケースもあれば，疼痛や排尿困難が半数以上を占め，会陰部不快感が症状となることもある．右側の形成異常が左側に比べて約2倍であると報告されている．この発生異常は，胎生4週ごろの尿管芽が中腎管から発生する時期に起因すると考えられている．また，胎生期において中胚葉由来の細胞にTGFβが過剰に関与することで腎および下大静脈の形成異常が惹起される可能性も考えられており，ツィナー症候群に重複下大静脈を伴った症例報告もある．なお，本症例では左腎動静脈の欠損がみられた．

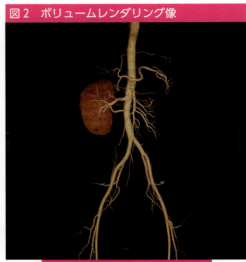

図2　ボリュームレンダリング像

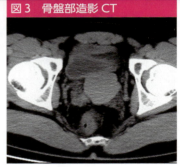

図3　骨盤部造影CT

One Point Advice

- 先天的な腎・尿路形成異常が偶然発見されることがある．
- 非常にまれではあるが，精嚢嚢胞が悪性である可能性もあり，発見した場合泌尿器科で精査が必要である．

脳休めコラム　　先入観に要注意

画像を読影する際，身体所見や検査所見といった情報からある程度ポイントを絞って読影することは大切である．しかし，主訴とは直接関連のない重大な所見を見落としてしまう可能性もある．主訴にかかわらず，緊急性を要するような重大な所見を見落とさないように自身のなかで読影する手順を決めておくのがよいと思われる．

Quiz 29 28歳男性…… 主訴 発疹

図1 背部の発疹

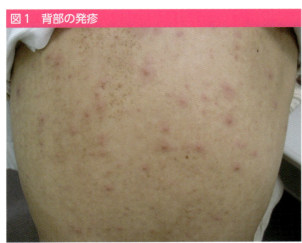

図2 口腔内粘膜疹

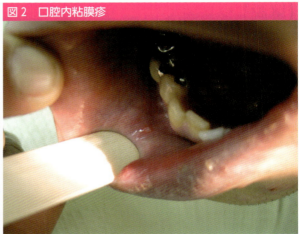

information

3日前に倦怠感とともに，両側頬部にやや盛り上がった発疹があるのに気付いた．2日前には顔面全体，昨日には背中全体に広がり（**図1**），発疹の中央から膿のようなものが出ていた．今朝から39℃の発熱とともに，口腔内（**図2**）や手足にも同様の発疹があるのに気付いたために受診した．発疹にはかゆみが強く，大小不同がある．

Let's Challenge!

診断はどれ？

A. 水痘
B. 風疹
C. 麻疹
D. 手足口病
E. 伝染性単核球症

Quiz29 の答え

A．水痘

【解説】

　水痘は，水痘ウイルスの初感染によってほとんどが幼少期に発症するため，成人での発症例（初感染）を内科医が診る機会は少ない．予防接種法施行令の一部改正により，2014年10月から，定期の予防接種の対象疾病として水痘がA類疾病に追加されたため，今後は小児でも発症率が減少することが予想される．水痘は，飛沫ないしは接触によって感染し，潜伏期は2週間程度，全身に5mm程度の盛り上がった紅色丘疹（図3, 4）で，数日かけて徐々に出現する．図2のように口腔にも粘膜疹が出ることがある．発疹はかゆみを伴い，丘疹→水疱→膿疱→痂皮の順に変化し治癒する．発疹が出始めて数日間は新たな発疹ができるので，さまざまな段階の発疹が混在するのが特徴である．すべての発疹が消失するには3週間程度を要する．

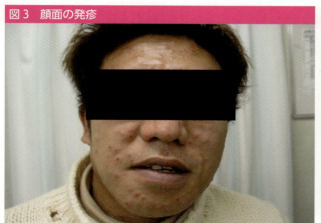

図3　顔面の発疹

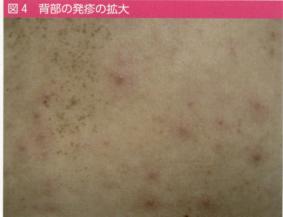

図4　背部の発疹の拡大

脳休めコラム　患者IDの保存

　入院患者の場合はサマリーを書くので，それをしっかり記載しておけば，後で振り返ったり，調べたりすることは簡単である．ところが，外来患者の場合には名前すら忘れてしまうことが多く，後で該当患者をみつけるのに非常に苦労することが多い．そこで，臨床的に面白い点に気付いた患者のIDは必ず記録するようにしよう．そして，画像があれば，それとともに保存するようにしよう．せっかくの症例なので，ぜひ大切にして，同僚と情報共有し，知識の習得と拡大に努めたいものである．

Quiz 30　9歳男児……　主訴　皮疹

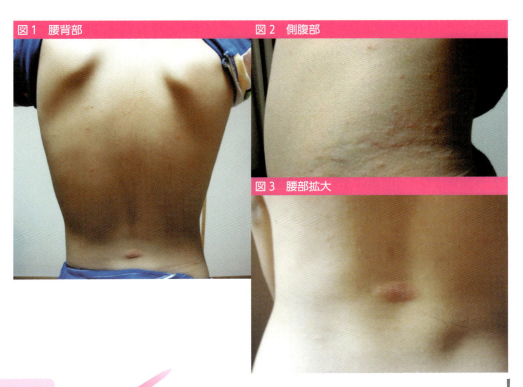

図1　腰背部
図2　側腹部
図3　腰部拡大

information

X年6月末，鼻水，咽頭痛の感冒症状があったため，近医を受診し総合感冒薬を処方された．2～3日後に感冒症状はなくなったが，腰部に2cmほどの楕円形紅皮疹が1つ出現した．軽度のかゆみがあった．7月3日より前胸部にかゆみのある点状の紅皮疹が10個ほど出現，次第に増加し，体幹，殿部，四肢に多数認めるようになった．

体幹，四肢に数mmから数cmほどの淡い紅皮疹が多数（図1，2）．腰部正中には2cmほどの境界明瞭な局面が1つあり，表面に細かい鱗屑が付着している（図3）．

Let's Challenge!

診断はどれ？

A．多形滲出性紅斑
B．類乾癬
C．薬疹
D．ジベルバラ色粃糠疹
E．梅毒性バラ疹

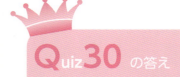

Quiz30 の答え

D. ジベルバラ色粃糠疹

【解説】

ジベルバラ色粃糠疹は，びまん性で鱗屑を伴う丘疹，または局面が特徴の炎症性角化症である．10～30歳代に好発し，1860年にCamille-Melchior Gibertが世界で最初に発見したためこの名前が付いた．

典型的な症状は，まず体幹または四肢近位部に2～10cm大の初発疹が1つ，出現する．これは「ヘラルドパッチ（Herald patch）」とよばれる．その後7～14日以内に，0.5～2cm大のバラ色または淡黄褐色で卵円形をした丘疹および局面からなる発疹が，全身性に求心性分布の形で出現する．手掌や足底にはみられず，皮膚割線方向に長軸を沿わせる傾向にあり，クリスマスツリー様の分布を示す．原因の特定はできていないが，ウイルス感染（ヒトヘルペスウイルス7型，マイコプラズマ）が関与していると考えられている．

1～2ヵ月ほどで自然治癒してほぼ再発しないため，特に治療の必要はない．時に，掻痒に対して抗ヒスタミン薬の内服やステロイド外用剤を使用することがある．

鑑別疾患には，体幹白癬，癜風，薬疹，乾癬，類乾癬，慢性苔癬状粃糠疹，扁平苔癬，二期梅毒がある．手掌あるいは足底に病変がある場合，ヘラルドパッチがみられない場合，病変の発生順序が異常であったり分布が異常であったりした場合は，組織検査，梅毒血清検査を検討する．

One Point Advice

❋ ジベルバラ色粃糠疹は，先行する初発疹（ヘラルドパッチ）が特徴である．
❋ 手掌や足底に病変がある場合は，別の疾患を考える．

脳休めコラム　　偏食はありませんか？

食生活はあらゆる疾患に関連している．初診時，食生活について「偏食はありませんか？」と尋ねても，本人が偏食と思っていなければ答えは当然「ありません」．

あるときのこと，重度の全身浮腫で何を調べても原因特定できなかった．飲水制限を念頭に食事内容を確認すると，カロリーゼロの炭酸飲料を「毎日2リットル」．やめるとすっと浮腫は引いたが，すぐその後に低かった尿酸値が急上昇．「体にいいと聞いたからバナナを毎日20本」．これもやめるとすぐに低下．やはり「問診」は重要と痛感した出来事であった．

Quiz 31

75歳男性……　**主訴**：発熱，手背・足背浮腫，肩関節痛

図1　手背浮腫

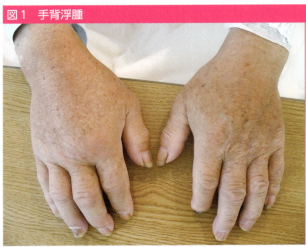

図2　足背浮腫

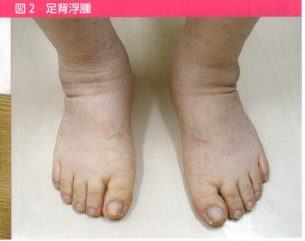

information

X年5月から右肩が痛くなり，その後38℃前後の発熱，左肩の疼痛，両側手背の対称性腫脹が出現し（図1），しばらくして両側足背の腫脹も認めた（図2）．肩の痛みのため，着替えができなくなった．精査を求めてX年6月当院を受診した．身体所見上，両側手背，下腿，足背の圧痕性浮腫，肩関節の外転，回外，屈曲，伸展障害を認めた．CRP 11.53 mg/dL，WBC 13,310/μL，RF陰性，抗核抗体＜40倍，MPO-ANCA陰性，PR3-ANCA陰性，便潜血陽性．

Let's Challenge!

診断はどれ？

A．うっ血性心不全
B．関節リウマチ
C．RS3PE症候群
D．リウマチ性多発筋痛症
E．蜂窩織炎

Quiz31 の答え

C．RS3PE 症候群

【解説】

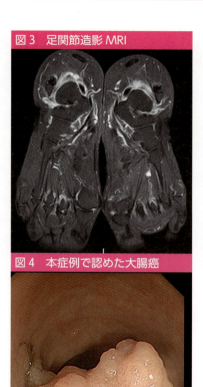

図3　足関節造影 MRI

図4　本症例で認めた大腸癌

　RS3PE 症候群（remitting seronegative symmetrical synovitis with pitting edema syndrome）は，主に60歳以上の高齢者にきたす左右対称性の関節炎で，関節には炎症性滑膜を認め，炎症の程度が強く，手背，足背に著明な pitting edema をきたす疾患である．赤沈，CRP は上昇するが，リウマチ因子，抗核抗体は通常陰性であることが多い．消化器系，前立腺などの固形癌や悪性リンパ腫など悪性疾患に伴って起こる腫瘍随伴症候群（paraneoplastic syndrome）であることがある．患者血清中血管内皮増殖因子（VEGF）が著明に増加していることがあり，浮腫の発現に VEGF の血管透過性亢進が関与している可能性が考えられる．少量の副腎皮質ステロイドが著効し，再発せず，一過性であるとされるが，ステロイド減量過程で再燃する症例もあるため，減量には注意が必要である．

　本症例では，図3 の足関節造影 MRI で関節滑膜に沿って増強効果があり，炎症性滑膜を認めた．便潜血陽性であったため下部消化管内視鏡検査を行ったところ大腸癌を認めた（図4）．また本症例はステロイド抵抗性であった．その原因として，本疾患が大腸癌に伴って起こる腫瘍随伴症候群であることが考えられた．手術にて大腸癌を切除したところ，速やかに活動性が低下し症状が消失した．

One Point Advice

❖ 本疾患では滑膜炎が存在する．採血で MMP-3 を計測するとある程度滑膜炎の存在を予想することができる．

❖ 滑膜炎が生じる疾患は RS3PE 症候群だけではなく，関節リウマチやリウマチ性多発筋痛症などでも認められる．各々が特徴的な症状を呈するため，手指関節や筋付着部などの細かな診察が診断の決め手となる．

❖ 本疾患を診断した際には，必ず悪性腫瘍の有無を確認する必要がある．

Quiz32 57歳男性……　主訴　関節痛の悪化

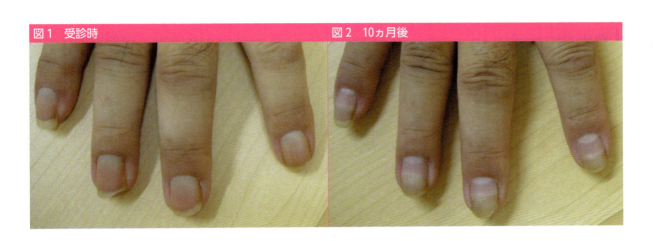

図1　受診時　　　　　　　　図2　10ヵ月後

information

関節リウマチの診断で，某医院で3年前からブシラミン200 mg/日とメトトレキサート6 mg/週による治療を受けていたが，関節リウマチのコントロールが不十分で，間質性肺炎が悪化してきたために紹介で当院に受診した．爪は，やや厚く白っぽく混濁していた（図1）．治療をブシラミンとメトトレキサートからエタネルセプト50 mg/週に変更したところ，関節リウマチの疾患活動性が改善し，10ヵ月後に通常の爪に生え変わってきたことに気が付いた（図2）．

Let's Challenge!

爪が生え変わってきた原因はどれ？

A．ブシラミンの副作用
B．タクロリムス水和物の効果
C．メトトレキサートの副作用
D．合併していた爪白癬の改善
E．合併していた間質性肺炎の改善

Quiz32 の答え

A．ブシラミンの副作用

【解説】

　ブシラミンは日本で開発され，日本と韓国でのみ用いられている抗リウマチ薬で，代表的な商品名はリマチル®である．ブシラミンの副作用として，皮疹，掻痒感（5％以上），蛋白尿，貧血などの血球減少，口内炎，食欲不振，ALT上昇などの肝機能障害，頭痛，めまい，脱毛，味覚異常（0.1～5％未満）などが知られている．一方，頻度は0.1％未満と低いものの，ブシラミンに特徴的な副作用として「黄色爪症候群（yellow nail syndrome）[1]」が知られている．爪が伸びるのに時間がかかる（手指で約3mm/月）ため，これに気が付くまでに投与1～2年の症例が70％以上を占める．通常，投与中止によって回復するが，回復にも長期間を要する．

　図3は，正常な爪がブシラミンの中止とともに生えてきて，近位側半分が正常爪，遠位側半分が黄色爪となった状態である．

文　献
1) 菊池りか，鳥飼抄順，肥田野信，他：bucillamineによるyellow nailの5例．皮膚病診療 12：73-77, 1990

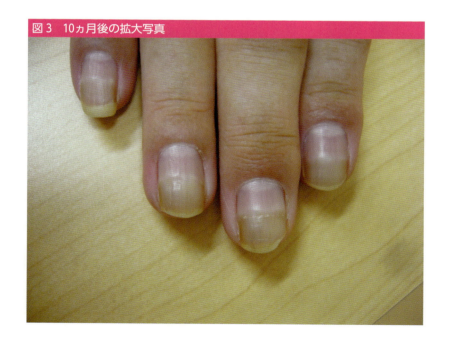

図3　10ヵ月後の拡大写真

Quiz 33

69歳女性…… **主訴** 四肢の伸展時の痛み

図 大腿部 MRI

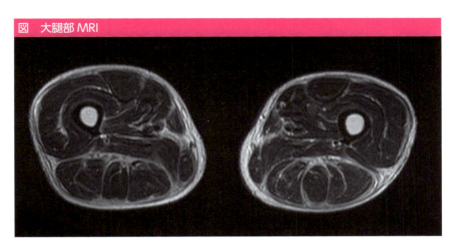

Let's Challenge!
本疾患の治療として適切なものはどれ？

A．消炎鎮痛薬
B．抗生物質
C．抗ウイルス薬
D．ステロイド
E．リハビリテーション

information

X年6月にヨガで開脚した際に左大腿の痛みがあり，9月に同様にヨガで足を開脚した際に右大腿の痛みがあり，10月ごろから上肢にも伸ばした際に痛みが出るようになった．安静時には痛みはなく，ストレッチをしたりしゃがむと痛みを認めた．当院神経内科から当総合内科紹介となった．身長165 cm，体重53 kg，体温36℃，血圧134/82 mmHg，脈拍67/分，結膜貧血なし，頸部リンパ節腫脹なし，胸部心音異常なし，呼吸音異常なし，腹部異常なし，浮腫なし，四肢筋把握痛なし．皮疹なし．TP 7.1 g/dL，Alb 4.0 g/dL，AST 20 IU/L，ALT 12 IU/L，ALP 271 IU/L，AMY 69 IU/L，CK 84 IU/L，Glu 107 mg/dL，CRP 0.32 mg/dL，抗核抗体40倍，PR3-ANCA＜1 U/mL，MPO-ANCA＜1 U/mL，WBC 6,400/μL（Neut 55.8%，Lymph 26.1%，Mono 5.5%，Eosino 12.3%，Baso 0.3%），Hb 12.4 g/dL．大腿部MRIを撮影した（図）．

Quiz33 の答え

D. ステロイド

【解説】

　本症例の疾患名は好酸球性筋膜炎である．正確な罹患率は不明で，男性に多い傾向がある．好発年齢は30〜60歳である．本症の約半数は激しい運動や外傷が誘因となる．病因はいまだ不明であるが，好酸球の活性化，高γグロブリン血症，自己免疫疾患の合併から過剰な免疫反応と炎症性サイトカインの関与が推測されている．比較的急性の経過で四肢の対称性浮腫性変化と皮膚硬化が進行する．浮腫性変化は数週間のうちに皮下組織の硬化となり，数ヵ月の経過で大理石様局面を呈する．静脈周囲の線維化と癒着を反映して静脈の走行と一致した皮膚の凹みがみられることがある（groove sign）．検査所見では80％の症例で経過中に好酸球の増加を認め，病初期にその頻度が高い．典型的にはMRIで筋膜に沿った著明な肥厚と浮腫を呈する．皮膚，皮下組織，筋層を一括して採取するブロック生検で，真皮深層，皮下脂肪組織，筋周膜に結合組織の増正とリンパ球，好中球を主体とする炎症性細胞浸潤を認める．好酸球の浸潤が目立つことも多い．治療は中等量〜大量のステロイド療法が行われる．70％以上で皮膚硬化や関節可動域の改善を認める[1]．

文献
1) 一般社団法人日本リウマチ学会生涯教育委員会，財団法人日本リウマチ財団教育研修委員会 編：リウマチ病学テキスト，診断と治療社，東京，p422-424，2010

One Point Advice

❋ 激しい運動などの誘因の存在，急性の臨床経過，特徴的な身体所見から本症を疑い，筋肉MRIで筋膜の肥厚，浮腫の所見を得られれば，診断は容易である．

脳休めコラム　外来で効果的に行う研修医指導

　外来などの忙しいときに，研修医のことは気になっているものの指導がままならず，ゆっくり話すことができないことはよくある．そんなときのために，"5マイクロスキル"という短時間での指導方法がある．①考えを述べさせる，②根拠を問う，③一般原則を教える，④正しくできたことを強化する，⑤間違いを正す，以上の5つから短時間での効果的な指導を行うものである．

Quiz 34

44歳女性…… 主訴 有痛性紅斑

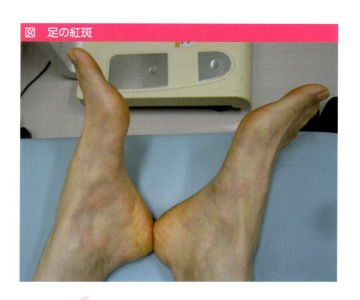

図 足の紅斑

information

約1ヵ月前から，両側下腿から足までの有痛性紅斑に気付いていた．2年ほど前から両手指，肘の関節痛あり，しかし腫脹することはなかった．このころから，目の乾燥感と口腔内の乾燥感にも気付いていた．口腔内潰瘍なし．午後になると37.2℃ほどの微熱あり．

家族歴：妹が慢性甲状腺炎．

既往歴：2年前，腹痛のために上部内視鏡検査を受けているが原因不明であった．

身長 158.6 cm，体重 46.2 kg，血圧 124/74 mmHg．WBC 4,670/μL，RBC 429×10^4/μL，Hb 13.8 g/dL，PLT 27.0×10^4/μL，肝機能正常．CRP 3.0 mg/dL，抗核抗体 160倍，抗SS-A・SS-B抗体：陽性，抗RNP抗体，抗Sm抗体，RF，抗CCP抗体：陰性．

皮疹を上の図に示す．

Let's Challenge!

診断はどれ？

A．急性骨髄性白血病
B．白血球破砕性血管炎
C．ベーチェット病
D．関節リウマチ
E．皮膚筋炎

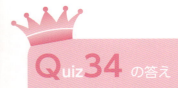

B．白血球破砕性血管炎

【解説】

　本症例は口腔内，目の乾燥感，関節痛より，シェーグレン（Sjögren）症候群（原発性，続発性）を疑わせる．腹痛の既往もあり，慢性膵炎の存在も疑わせる．抗SS-A・SS-B抗体陽性がさらに，この診断を確実なものとする．シェーグレン症候群に伴う膵障害は特発性慢性膵炎として分類されている．シェーグレン症候群に伴う膵障害は頻度は低いとされているが，鑑別を必要とするのが自己免疫性膵炎である．この疾患はIgG4関連疾患であるが，膵癌としばしば誤診されることがある．本疾患はステロイド投与で寛解することが可能である．IgG4関連疾患で，涙腺，耳下腺，顎下腺の腫脹をきたすミクリッツ（Mikulicz）病と臨床症状でまぎらわしいことがあるので，鑑別が必要であり，生検組織での診断が重要となる．皮膚所見で有名なのは環状紅斑であるが，本症例は圧痛を伴った滲出性の紅斑である．シェーグレン症候群の5％に小中血管を侵す血管炎があり，代表的なものが白血球破砕性血管炎である．

Check!

- シェーグレン症候群は涙腺，唾液腺などにリンパ球を中心とする原因不明の慢性炎症が生じる自己免疫疾患である．
- 1933年にHenrik Sjögrenが眼乾燥症状を全身疾患の部分症状としてとらえ，臨床病理学的所見を詳細に記述した．
- 悪性リンパ腫で死亡した症例が10％に認められるという報告もある．

Quiz 35　47歳女性……　主訴　四肢浮腫

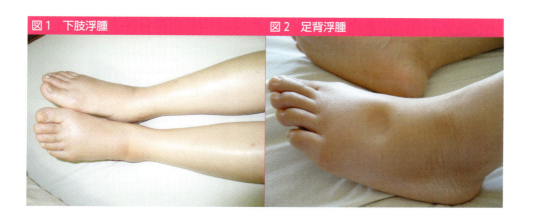

図1　下肢浮腫　　図2　足背浮腫

information

X年2月下旬から微熱，排尿痛あり．近医で尿路感染症にてレボフロキサシン内服し，症状改善した．3月26日から37℃台の発熱，脊柱両側に比較的強い背部痛，手足浮腫を認め，4月1日当院当総合内科受診．腰部外傷歴や椎間板ヘルニア既往なし．発疹や四肢の関節痛はみられなかったが，同年2月と比べ6kgの体重増加があり．身長157cm，体重67kg，体温37.4℃，血圧117/79mmHg，脈拍66/分，結膜貧血なし，頸部リンパ節腫脹なし，胸部心音，呼吸音異常なし，腹部異常なし，手背，下腿浮腫あり，四肢筋把握痛なし．皮疹なし．TP 5.2 g/dL，Alb 3.0 g/dL，AST 14 IU/L，ALT 21 IU/L，ALP 101 IU/L，AMY 34 IU/L，CK 23 IU/L，BUN 22.6 mg/dL，Cre 0.79 mg/dL，Glu 94 mg/dL，CRP 1.59 mg/dL，抗核抗体40倍，WBC 4,070/μL（Neut 60.6%，Lymph 25.8%，Mono 7.1%，Eosino 4.5%，Baso 0%），Hb 10.0 g/dL．胸部X線：両側CPアングルdull，胸腹部CT：両側少量胸水，モリソン（Morrison）窩，ダグラス（Douglas）窩に腹水あり．図1，2に足の写真を示す．

Let's Challenge!

本疾患の治療として適切なものはどれ？

A．消炎鎮痛薬
B．抗生物質
C．抗ウイルス薬
D．ステロイド
E．経過観察

Quiz35 の答え

E．経過観察

【解説】

　本症例の疾患名はパルボウイルス B19 感染症である．5〜10 歳の小児に多く発症し，成人では小児と接触の多い保育士や教師に多い．わが国における成人の B19 の抗体保有率は約 60% である．不顕性感染が小児で約 30%，成人で約 60% である．

　臨床経過は，感染後，7〜11 日後にウイルス血症が起こり，これに一致して，発熱，全身倦怠感，頭痛などの軽い感冒様症状がある（第 1 相）．さらにその約 10 日後より特異抗体の産生が始まり，やがてウイルス血症は消失し，感染後 17〜18 日に免疫複合体形成により，皮膚症状や関節症状が出現する（第 2 相）．実際に臨床症状として自覚されるのは，第 2 相に相当する．B19 感染患者からのウイルス排泄は感染から約 1 週間後のウイルス血症の時期に一致して起こり，咽頭，尿にウイルスが証明され，この時期に飛沫感染でヒトからヒトへ伝播する．小児では顔面皮疹が多いが，成人では四肢皮疹，関節痛，

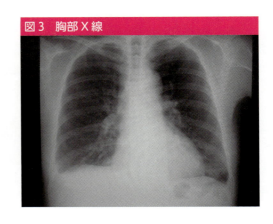

図3　胸部X線

浮腫，血球減少で発症することが多い．診断はパルボウイルス IgM 抗体で行う．

　本症例では，図 3 の胸部 X 線で示すように右胸水を認めた．パルボウイルス感染症の改善とともに，胸水は自然に消失した．

Check!

❖ パルボウイルスと関連が示唆されている病態には，心疾患（心筋炎，心膜炎，心嚢水貯留），肺疾患（肺炎，胸水貯留），腎疾患（急性腎不全，ネフローゼ症候群），血液疾患（血球貪食症候群，特発性血小板減少症，自己免疫性貧血），肝疾患（急性肝炎，劇症肝炎），神経疾患（髄膜脳炎），リウマチ疾患（若年性特発性関節炎，関節リウマチ，全身性エリテマトーデス，血管炎）などがある．

Quiz 36

50歳男性…… **主訴** 発熱，関節痛

図1 下腿　　　　　　　　　　　図2 図1の拡大

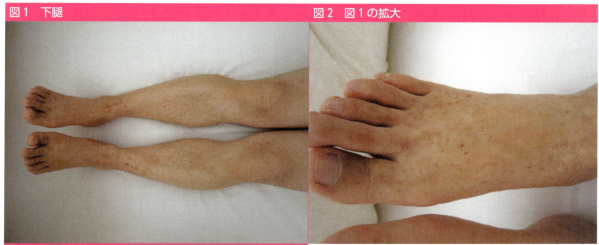

図3 上行結腸内視鏡画像

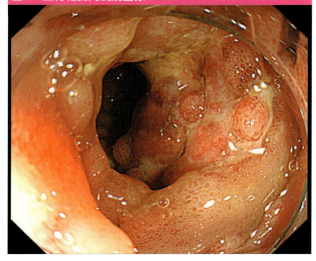

Let's Challenge!

診断はどれ？

A．アレルギー性紫斑病
B．潰瘍性大腸炎
C．クローン病
D．偽膜性腸炎
E．赤痢アメーバ症

information

発熱，関節痛，その後両下腿に紫斑が出現（図1, 2），腹痛，下痢，血便も出現した．下部消化管内視鏡検査では，上行結腸に粘膜発赤，浮腫性変化を認めた（図3）．

Quiz36 の答え
A．アレルギー性紫斑病

【解説】

　アレルギー性紫斑病は，血管炎として最多であり，小児に多い．腹痛，関節痛，触知可能な紫斑，腎炎が4徴で，上気道の先行感染を伴う症例が多い．紫斑は下腿や殿部といった重力のかかる部位に認められ，触知可能，生検で微小血管を中心とした白血球破砕性血管炎を認め，蛍光抗体染色でIgAを中心とした沈着を認める．

　本症例では，腹痛，関節痛，紫斑を認め，皮膚生検でアレルギー性紫斑病と診断，ステロイド導入し，病状は改善した（図4）．

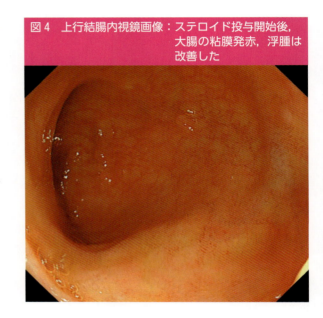

図4　上行結腸内視鏡画像：ステロイド投与開始後，大腸の粘膜発赤，浮腫は改善した

Check!
- アレルギー性紫斑病では触知可能な紫斑が，下腿や殿部など重力のかかる部分にみられる．
- 腹痛，関節痛，紫斑，腎炎が四徴である．
- 重症例では，上肢や体幹，顔面，消化器粘膜にも認められる．
- アレルギー機序が推定され，多くに先行感染が認められる．

Quiz 37　46歳女性……　主訴　頭痛

図1　頭部単純CT

Let's Challenge!

診断はどれ？

A．片頭痛
B．緊張型頭痛
C．くも膜下出血
D．急性硬膜下血腫
E．脳静脈洞血栓症

information

5年前から経口避妊薬，3年前から気管支喘息でステロイド吸入薬を使用している．1週間前に下痢・悪心・嘔吐があり，発熱はなかったが食事が十分には摂れなかった．翌日から右後頭部から右肩にかけて下から突き上げられるような持続性の強い痛みがあり，近医で点滴を受けた．その後，下痢や嘔吐は改善したが，頭痛が改善しないために当総合内科を受診した．意識清明，血圧 130/86 mmHg，脈拍 98/分・整，視野・眼球運動正常，麻痺・筋力低下なし，四肢腱反射正常．WBC 6,710/μL，RBC 514万/μL，Hb 12.1 g/dL，PLT 39.6万/μL，CRP 0.12 mg/dL，PT-INR 0.90，APTT 23.8秒，D-dimer 2.0 μg/mL．頭部CTを図1に示す．

Quiz 38　30歳男性……　主訴　失神

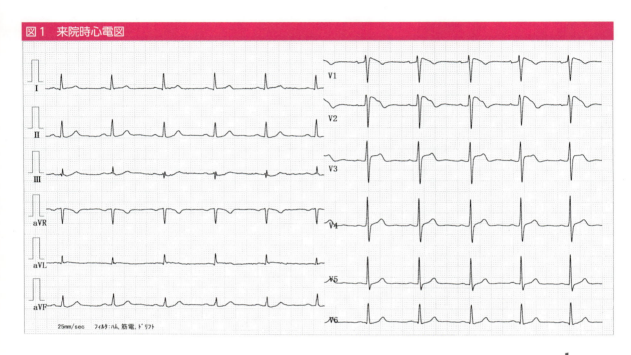

図1　来院時心電図

information

生来健康であったが2ヵ月前から10秒ほど動悸は自覚していた．来院当日は昼食後に友人と話していると突然に返事をしなくなり，床に倒れた．最初は，問いかけに反応なし．痙攣，眼球上転は認められず，焦点が合わない目つきであった．30秒ほどして徐々に回復し会話可能となる．救急車をよばれ当院搬送となった．かかりつけ医院はなく，検診では心電図異常（脚ブロック）を指摘されていたが放置していた．図1に来院時に撮った12誘導心電図を示す．

Let's Challenge!

最初になされるべき医療行為でもっとも適切なものはどれ？

A．心臓カテーテル検査
B．3次元造影CT検査
C．ホルター心電図
D．心臓超音波検査
E．外科的手術治療

（本クイズの解説と答えは81頁）

Quiz37 の答え

E．脳静脈洞血栓症

【解説】

　頭部CT（**図2**）では右S字静脈洞から右横静脈洞，上矢状静脈洞にかけて内腔濃度上昇を認めた（矢印）．頭部MRI（**図3**）でも，上矢状静脈洞からS字静脈洞にかけて不均一な高信号を認めた（矢印）．

　脳静脈洞血栓症は，20〜50歳の若年女性に好発する疾患である[1]．全脳卒中の0.5〜1.0％を占め，原因として先天性もしくは後天性の凝固亢進状態が存在する．先天性のものでは，抗凝固蛋白欠乏症（アンチトロンビンⅢ，プロテインC，プロテインS）や第Ⅴ凝固因子ライデン（Leiden）変異，プロトロンビンG20210A変異，後天性のものでは，手術，外傷，妊娠，抗リン脂質抗体症候群，悪性腫瘍があるが，経口避妊薬（ピル）がもっとも頻度が高い．本症例では，経口避妊薬内服に加え，食事摂取不良による脱水が加わって発症したと考えられる．脳静脈洞血栓症を発症すると，脳静脈還流が障害されるため，脳圧が上がり脳実質の虚血もしくは出血が起こる．頭痛は90％の症例にみられ，嘔吐，痙攣，意識障害，複視，麻痺，失語が認められることもある．

文　献
1) Saposnik G, Barinagarrementeria F, Brown RD Jr, et al.： Diagnosis and management of cerebral venous thrombosis： a statement for healthcare professionals from the American Heart Association/American Stroke Association. Stroke 42： 1158, 2011

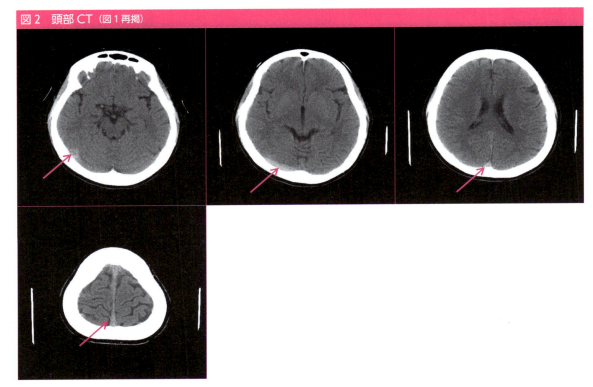

図2　頭部CT（図1再掲）

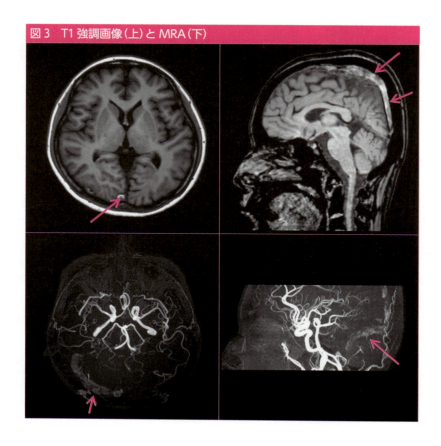

図3 T1強調画像（上）とMRA（下）

脳休めコラム　　　　　疾患の関連を調べよう

　Aという疾患とBという疾患が同時に起こった場合，まったく別の病態のようにみえても，両方の疾患には何らかの関連があると考えて，一度調べてみるべきである．以前，グレーブス（Graves）病の治療中の患者にぶどう膜炎が起こったことがあった．関係はないだろうと思ったのだが文献検索をしてみると，両疾患にはHTLV-1を介した関連があることがわかった．この患者はHTLV-1抗体が陽性だった．
　インターネットで手軽に調べることができるようになった時代である．気が付けばとにかく調べてみよう．

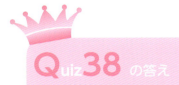

A．心臓カテーテル検査

【解説】

　解答としてもっとも適切なものはAの心臓カテーテル検査（電気生理学的検査）であるが，Eの外科的手術治療，すなわち植え込み型除細動器（ICD）の植え込みも選択肢として可である．

　本症例は，ブルガダ（Brugada）症候群の coved（弓状）型である．ブルガダ症候群とは，1992年に Brugada らによって報告された，12誘導心電図の胸部 V1-V3 誘導で coved（弓状）型（タイプ1）（図2）もしくは saddle back（馬鞍）型（タイプ2）（図3）の ST 上昇という特徴的な心電図所見を呈し，心室細動による突然死をきたし得る疾患群である[1]．本症例は，日本人をはじめとするアジア人に比較的多く，成人男性に多く認められ，心停止蘇生例や心室細動，失神の既往のある症候性ブルガダ症候群としてとらえる症例である．

　無症候性ブルガダ症候群では突然死などのイベント発生率が年 0.3〜4% であるのに対し，症候性ブルガダ症候群はイベント発生率が年 10〜15% と報告されている．治療としては，突然死の予防に対してはICD植え込みによる発作時の除細動のみが確実な方法で，日本循環器学会のガイドライン[2]によると，ICDの適応は心停止・心室細動既往例はクラスI（有効であると広く認識されるレベル），coved型のブルガダ症候群のうち，失神または突然死の家族歴があり，電気生理学的検査で心室細動が誘発された例はクラスIIa（有効である可能性が高いレベル）となっている．

　ブルガダ症候群で予後評価に大切な指標は，失神病歴の存在である．

文　献

1) 難治性疾患研究班情報（研究奨励分野）　Brugada 症候群（ブルガダ症候群）（平成23年度）．難病情報センターホームページ（http://www.nanbyou.or.jp/）
2) 循環器病の診断と治療に関するガイドライン（2005—2006年度合同研究班報告）：QT延長症候群（先天性・二次性）とBrugada症候群の診療に関するガイドライン．Circulation Journal 71（Suppl. IV）：2007

One Point Advice

✤ 心電図で，典型的には右脚ブロック様波形（V1，2のrSR'パターン）とV1–V3にかけてのcoved型，またはsaddle back型のST上昇をきたす．

図2 coved型（本症例）

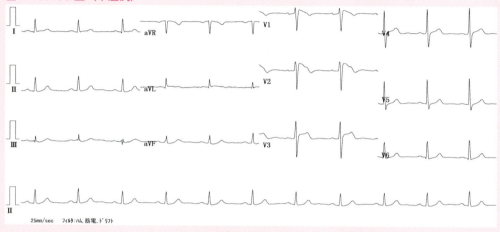

図3 saddle back型（別症例）

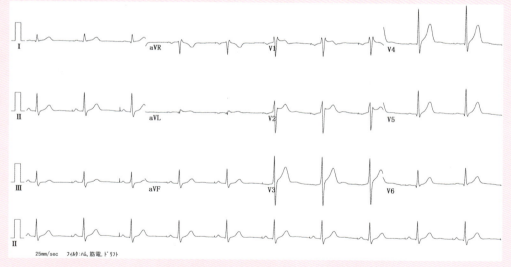

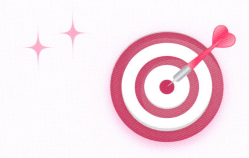

上級編
〜名医レベル〜

時々ヒントあり……
(なるべくみないで!)

Quiz 39 41歳男性…… 主訴 胸痛

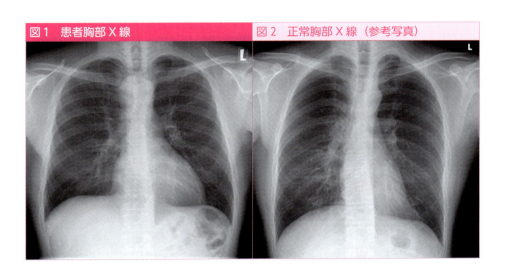

図1 患者胸部X線
図2 正常胸部X線（参考写真）

information

夕食後の20時ごろに急に胸痛があり，数回水を飲んだら10分程度で改善した．同日の就寝中の午前1時にも同様の胸痛があり，水を数回飲んで10分程度で改善した．8ヵ月前にも同様のことが数回あった．数日後に，近医で心電図と上部消化管内視鏡検査を受けたが，その際には胸痛はなく，いずれも異常はないと言われた．総合内科を受診し，胸部X線写真（図1）撮影が行われた．正常胸部X線写真を図2に示す．

Let's Challenge!

診断はどれ？

A．狭心症
B．食道痙攣
C．心外膜炎
D．右大動脈弓
E．逆流性食道炎

ヒント：縦隔に注目！

Quiz39 の答え

D. 右大動脈弓

【解説】

　右大動脈弓は大動脈の先天的走行異常である．胸部造影CTでわかるように大動脈弓が正常と異なって気管食道の後ろ側を走行するため，時に食道が右大動脈弓と気管の間で圧迫されて通過障害や胸痛を起こす（**図3～5**）．胸部X線写真（**図1**）では，大動脈弓が1椎体程度正常（**図2**）より高い位置にあり，鎖骨下動脈や総頸動脈はこの部分から分岐しない（上行大動脈から分岐する）ため，その上縁がはっきり丸くみえている．

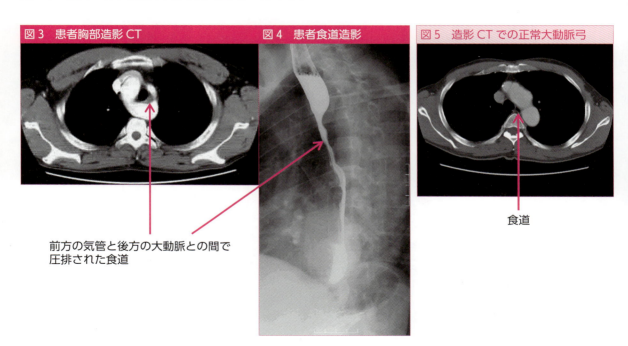

図3　患者胸部造影CT　　図4　患者食道造影　　図5　造影CTでの正常大動脈弓

前方の気管と後方の大動脈との間で圧排された食道

食道

脳休めコラム　　胸部X線写真は自分でじっくりみよう

　胸部単純X線写真からは，意外に多くの情報が得られるものである．いきなり安易に胸部CTをオーダーしないで，まず胸部X線写真を撮って，じっくりみるようにしよう．多くの胸部X線写真を日頃からみていると，自然と異常な点に気付くようになる．また，CTを撮っても自分なりに撮像直後に読影を常にするようにしていると，放射線科医の綿密な読影がより理解できるようになり，時にその見落としに気付くこともある．

Quiz 40 71歳男性…… 主訴 全身倦怠感

図1 胸部造影CT
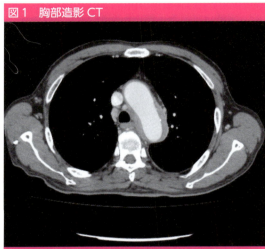

図2 FDG-PET
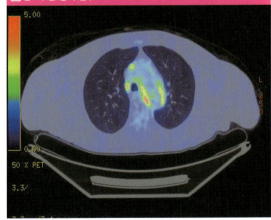

Let's Challenge!
予想される血液検査結果はどれ？

A．抗TPO抗体陽性
B．クリオグロブリン陽性
C．MPO-ANCA高値
D．可溶性IL-2レセプター（sIL-2R）高値
E．抗アセチルコリンレセプター抗体陽性

information

X年1月ごろから体重減少と全身倦怠感を自覚していた．3月にA病院で貧血（Hb 8 g/dL）を指摘され，上部・下部消化管内視鏡検査を施行したが悪性疾患を疑う所見は認められなかった．精査目的で3月にB病院に紹介となり，造影CTで胸部大動脈周囲に比較的均一に濃染する軟部組織，縦隔に多発リンパ節腫脹を認めた（図1）．FDG-PETでは同部位に集積がみられた（図2）．尿潜血3+，尿蛋白2+も判明し6月に精査目的で当総合内科紹介となった．

Quiz40 の答え

C. MPO-ANCA 高値

【解説】

糸球体性血尿や蛋白尿を認めたため，腎生検を施行．線維性半月体形成を伴った糸球体，硬化した糸球体，尿細管基底膜の硬化を認め（図3），MPO-ANCA 高値とあわせ，顕微鏡的多発血管炎と診断した．問題の写真の胸部大動脈周囲の軟部組織に対しては，超音波内視鏡下穿刺吸引針生検を施行，非特異的なリンパ組織や線維組織を認めた．プレドニゾロン 45 mg（0.8 mg/kg/日）を開始し，MPO-ANCA 値の低下，尿所見の改善，胸部大動脈周囲の軟部組織や縦隔リンパ節腫脹の改善を認めた．以上より，ANCA 関連血管炎に伴う大動脈周囲の軟部組織肥厚と考えられた．本症例のような ANCA 関連血管炎に大血管周囲の軟部組織肥厚を伴う症例は散見され，病態として大血管を栄養する vasa

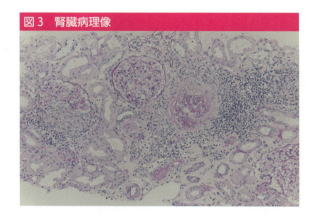

図3　腎臓病理像

vasorum の微小血管炎により二次性に大血管炎が起こることが推測されている．過去の症例報告のなかには，大血管炎により大動脈解離や大動脈瘤破裂で急速に死の転帰をとったものも存在する．

One Point Advice

- 大血管周囲の軟部組織肥厚は ANCA 関連血管炎が関与していることがある．
- ANCA 関連血管炎は二次性に大血管炎を起こすことがあり，腎臓・肺などの微小血管炎のみならず大血管病変のスクリーニングも必要である．
- ANCA 関連血管炎に合併した大血管病変は，通常の ANCA 関連血管炎の治療が奏効することが多い．

脳休めコラム　問診の最後にもう一言

外来初診患者には，時間をかけて丁寧な問診をする．そこからいくつかの疾患が鑑別に挙がってくる．問診の最後に，「ほかに気になることはないですか？」とこちらから尋ねてあげると，「そういえば……」と思い出したように自分の症状について話し出す患者がいる．この「そういえば……」が重要なヒントになることが多々ある．

Quiz41

79歳女性……　**主訴** 気が遠くなる

図1　ホルター心電図

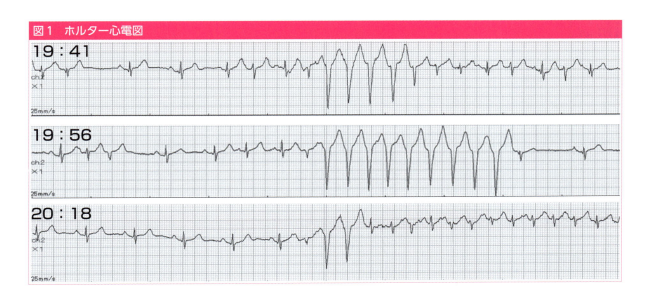

information

60歳ごろから気管支喘息で治療中であった．数ヵ月前から，人と話をしている最中に，急に数秒間だけ気が遠くなる感じが時々あるため受診した．心雑音なし，心拡大なし，安静時12誘導心電図は，Ⅱ，Ⅲ，aVFでのP波増高以外，異常はみられなかった．ホルター心電図（Holter ECG）を行ったところ，発作時に一致して**図1**のような波形が認められた．

Let's Challenge!

この不整脈の診断はどれ？

A．心房粗動
B．心房細動
C．心室細動
D．心室頻拍
E．上室性頻拍

ヒント：波形が変わる一番最初の箇所に注目！

Quiz41 の答え

E．上室性頻拍

【解説】

　一見すると，心室頻拍にみえる QRS 間隔の広い波形が連続して認められている．19 時 41 分の波形をよくみると（**図2**），QRS 間隔が広い波形は RR 間隔が 0.36 秒でみられ，その前後の QRS 間隔が狭い波形も同様に RR 間隔は 0.36 秒である．QRS 間隔が広い波形の前後の波形は，通常の洞調律波形（3～5 拍目）での P 波と異なり，高さが小さく，PR 間隔も狭い．すなわち，RR 間隔が 0.36 秒の部分はいずれも上室性頻拍である．そのなかの QRS 間隔が広い波形は，上室性頻拍に変行伝導を伴ったものと考えられる．この症例は，診断後ピルシカイニドを投与し，発作の改善が得られている．

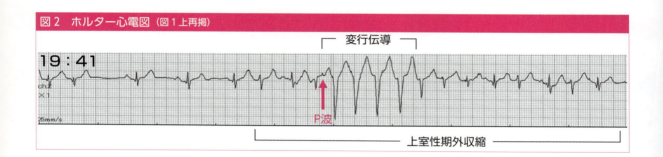

図2 ホルター心電図（図1上再掲）

脳休めコラム

シミュレータ

　筆者が研修医のころは，いろいろな手技体験のほとんどが，いきなり患者というものばかりだった．そういった事情を何も知らず，筆者の犠牲（？）になっていただいた患者の皆様には今でも感謝の気持ちでいっぱいである．今や，中心静脈カテーテル挿入や上部・下部消化管内視鏡検査もシミュレータでできる時代になってきた．これらは，研修医ばかりでなく，患者にとっても朗報である．

　岐阜大学医学部には，心音シミュレータと呼吸音シミュレータが 2 台ずつあり，5 年生の臨床実習では 5 年くらい前からスモールグループで毎週積極的に活用している．学生たちは，自分で聴診器を持って当てないと音が聴けない．さらに，聴診する部位によって聴こえる音が違うので，おのずと聴いているのが楽しくなる．だから，講義中のように誰一人として眠らないのが教員としてとても嬉しい．

Quiz 42

38歳男性……　主訴　発熱

図　腹部CT

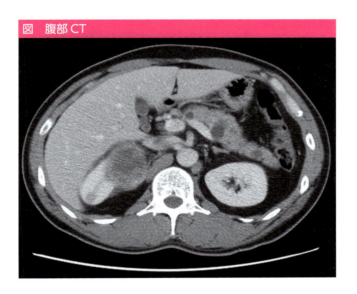

information

X年9月末からの38℃台の発熱と全身倦怠感が改善しないため，10月末に入院した．血圧122/91 mmHg，脈拍62/分．身体所見では異常を認めず．WBC 9,400/μL，CRP 12.1 mg/dL，尿中カテコールアミン排泄量は高値であった．胸腹骨盤造影CTで，多発性膵嚢胞・精巣上体嚢胞と，両側腎に強く造影される多発性腫瘤と左副腎腫瘍を認めた（図）．

Let's Challenge!

本疾患で通常認められないものはどれ？

A．褐色細胞腫
B．腎細胞癌
C．網膜血管腫
D．横紋筋肉腫
E．中枢神経系の血管芽腫

ヒント：多臓器に腫瘍性病変をきたす遺伝子疾患である．

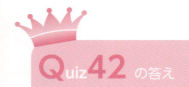

Quiz42 の答え
D. 横紋筋肉腫

【解説】

本症例の診断名はフォンヒッペル・リンドウ（von Hippel-Lindau：VHL）病である．同時に下記①〜⑥の病変を認める場合は本疾患を疑う．
① 脳や脊髄の血管腫
② 網膜の血管腫
③ 腎細胞癌
④ 副腎褐色細胞腫
⑤ 膵臓腫瘍
⑥ 精巣上体腫瘍

なお，本症例は発熱が主訴であったが，原因は腎細胞癌からIL-6が産生されていたためである．腫瘍摘出後は発熱が改善し，血清IL-6も低下を認めた．

Check!
- VHL病は常染色体優性遺伝性疾患で，原因遺伝子は第3染色体短腕25-26領域にある癌抑制遺伝子（*VHL*遺伝子）である．
- どの腫瘍も多発し，再発して発症する．
- 発症年齢は3，4歳から50歳代と広範囲である．

脳休めコラム　　　　不明熱

不明熱の基本的な考え方として，感染症，膠原病，悪性腫瘍の3つの病態を考えるとよい．その他の原因としては薬剤熱があり，これらで不明熱のほとんどが鑑別可能である．

Quiz 43

81歳男性……　主訴　発熱

図1　腹部CT

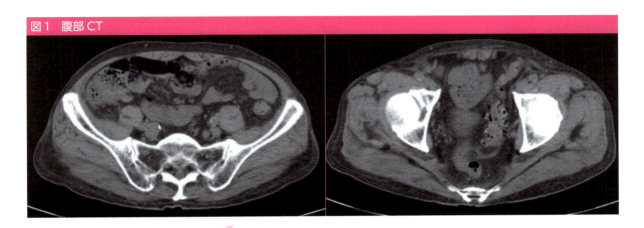

information

8月ごろより発熱，食欲不振を主訴にA病院受診．採血にてCRP高値を認め抗菌薬加療となったが改善せず，入院．

入院後抗菌薬点滴するも発熱持続，腹部CT，心エコー，胃内視鏡検査で異常を認めず，原因不明であったがプレドニゾロン（PSL）30 mg投与された．投与後は解熱したが，PSL 20 mgまで減量後再度発熱を認め，精査目的にて当院紹介され入院．8月下旬より5 kgの体重減少あり．

身長161.5 cm，体重54.0 kg，体温37.3℃，血圧102/52 mmHg，皮疹なし，体表リンパ節触知せず，心・肺に雑音なし，肝脾腫なし，浮腫なし．WBC 6,000/μL，RBC 311万/μL，Hb 9.1 g/dL，Ht 27.0%，PLT 13.4万/μL，TP 5.8 g/dL，Alb 2.5 g/dL，AST 26 IU/L，ALT 24 IU/L，ALP 246 IU/L，γGT 57 IU/L，LD 552 IU/L，BUN 36.3 mg/dL，Cre 1.24 mg/dL，Na 127 mEq/L，K 5.0 mEq/L，Cl 96 mEq/L，CRP 12.36 mg/dL，sIL-2R 1,620 U/mL，APTT 30.6秒，PT-INR 0.91%，Fib 187 mg/dL，FDP 25.7 μg/dL，D-dimer 13.4 μg/dL，ATⅢ 83%．ガリウムシンチグラフィでは異常集積を認めず，腹部CTを施行したところ図1の画像が得られた．

Let's Challenge!

診断のためにもっとも有用な検査はどれ？

- A．PET-CT
- B．脊椎MRI
- C．骨髄穿刺
- D．大腸内視鏡検査
- E．ランダム皮膚生検

Quiz43 の答え

E．ランダム皮膚生検

【解説】

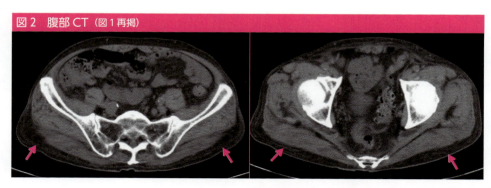
図2　腹部CT（図1再掲）

身体所見では浮腫を認めないが，CT所見では皮下脂肪織濃度の上昇を認める（図2矢印）．FDP，D-dimerといった凝固系の異常もきたしており，総合的に判断するとCTで異常のみられた全身の皮下の血管に凝固異常をきたすような病態が起こっていると考えられた．この病態を説明し得る疾患として血管内リンパ腫を考え，ランダム皮膚生検を施行したところ真皮～皮下組織の血管内に異形リンパ球の集簇を認め，診断に至った．

HE染色（図3）では，真皮～皮下組織の血管腔内に異形リンパ球の集団を認めた．個々の細胞は大型で，わずかな細胞質を伴い，核は異質染色性で，やや好酸性にもみえる．

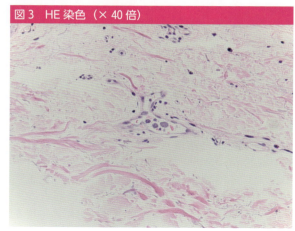
図3　HE染色（×40倍）

One Point Advice

❖ 一般的には皮疹をみることが多いが，本症例はステロイドがすでに投与されており修飾されていた可能性がある．

❖ 腹部CTで浮腫様にみえた理由として，全身の小血管内に腫瘍細胞が浸潤し，脂肪組織でのCT値が上昇したためと考える．同様の症例を数例経験しており皮下脂肪織のCT値の上昇は本疾患を疑うきっかけとなる所見と思われる．

Quiz 44

20歳男性……　主訴　腰痛

図1　腰椎 MRI

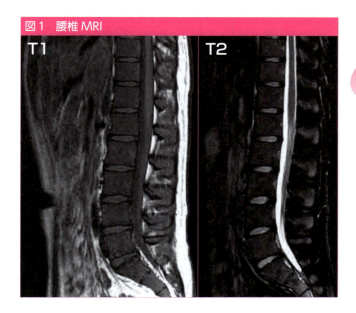

Let's Challenge!

診断はどれ？

A．硬膜外膿瘍
B．化膿性脊椎炎
C．強直性脊椎炎
D．多発性骨髄腫
E．急性骨髄性白血病

information

X年11月中旬から咽頭痛，咳嗽と腰痛があり，12月1日に耳鼻科を受診．体温38.7℃，急性扁桃炎の診断でガレノキサシンを処方されたが，症状は改善しなかった．肩甲骨周辺の痛みも出てきて，夜間覚醒することもあった．熱は夕方から上昇し，ロキソプロフェン内服で解熱していた．22日に当科を紹介受診．身長170.3 cm，体重62.9 kg，体温36.5℃，血圧96/58 mmHg，発疹なし，頸部・腋窩・鼠径に圧痛のある小豆大リンパ節を触知，心・肺雑音なし，肝2横指・脾1横指触知，腰椎叩打痛あり，浮腫なし．WBC 5,040/μL，RBC 409万/μL，Hb 12.3 g/dL，Ht 37.9％，PLT 27.0万/μL，TP 6.5 g/dL，Alb 3.6 g/dL，AST 20 IU/L，ALT 22 IU/L，ALP 253 IU/L，LD 179 IU/L，Cre 0.55 mg/dL，CRP 7.49 mg/dL．腰椎X線写真で異常はなかったが，翌年1月11日に腰椎MRI（図1）を施行．

ヒント：MRI T1強調画像で白く描出されるものは何か？

Quiz44 の答え

E．急性骨髄性白血病

【解説】

患者と健康女性の T1 強調画像を図 2，3 に示す．患者や健康女性の椎間板や硬膜周囲には変化がなく，椎体は均一に描出されている．一方，患者では椎体のほうが椎間板より黒く写っているが，健康女性では椎体のほうが椎間板より白く写っている．T1 強調画像では脂肪は白く描出される．すなわち，患者では脂肪が主である黄色髄が減少し，赤色髄が増加していることを意味し，骨髄で細胞が異常に増殖していることが示唆される．骨髄穿刺の結果，急性骨髄性白血病と診断された．血液像は Stab 7％，Seg 53％，Lymph 7％，Eosino 1％，Baso 1％，atypical Lymph 1％，Myelo 1％で blast はみられなかった．

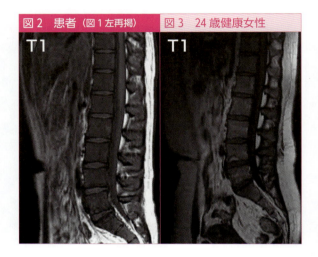

図2 患者（図1左再掲）　図3 24歳健康女性

One Point Advice

- 末梢血に blast が出現せず，血清 LD が正常範囲の急性骨髄性白血病がある．
- 腰椎単純 X 線写真に異常がみられない場合でも，発熱を伴う強い腰痛では MRI は必要で，選択肢に挙げた疾患がみつかることがある．
- MRI の T1 強調画像が骨髄の造血状態の把握に役立つことがある．

脳休めコラム　　電子カルテと視線

外来で電子カルテに向かっていると，どうしても患者よりカルテにばかり視線が行ってしまう．このことが患者に不安を与えたり，不信感につながったりすることがある．数十秒間でよいから，カルテからまったく離れて患者と向き合って話をしたり聴いたりしよう．患者の視線や体の動きなどから，心理状態を把握できることもある．忙しいなかでも，ちょっとした心がけで患者には安心が，医師には新たな情報が与えられる．

Quiz 45

35歳女性……　**主訴** 四肢の腫瘤

図1　右手指

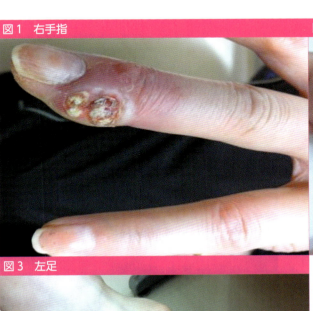

図2　右手指

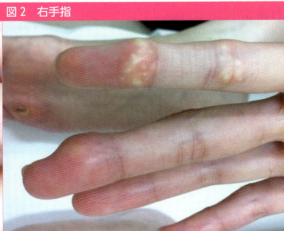

図3　左足

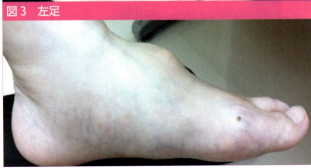

information

神経性食思不振症で近医精神科受診中．2年ほど前より四肢に多発する腫瘤に気付き受診．身長154 cm，体重31 kg，BMI 13．このときの四肢の腫瘤を図1〜3に示す．時に自壊して図1の写真のようにクリーム色の泥状物の流出を認めることもあった．

Let's Challenge!

予想される検査結果はどれ？

A．尿潜血 3+
B．LDL コレステロール 200 mg/dL
C．Ca 12.0 mg/dL
D．尿酸（UA）11.0 mg/dL
E．抗 CCP 抗体陽性

Quiz45 の答え
D. 尿酸(UA) 11.0 mg/dL

【解説】

足の腫瘤の一部を生検した．結石分析に提出すると98％以上が酸性尿酸ナトリウムであり，腫瘤は痛風結節であった．両足X線では図4に示すように足根骨の骨破壊がみられた．

神経性食思不振症の9％に高尿酸血症が合併し，利尿薬やアルコール乱用・ケトーシス・エストロゲン不足による尿酸再吸収亢進によって排泄低下型を示す．本症例では利尿薬の使用やアルコール摂取はなかったものの，酵母を多く含むサプリメントを服用しており，神経性食思不振症によるエストロゲン不足とあわせ，高尿酸血症の一因となっていると考えられた．

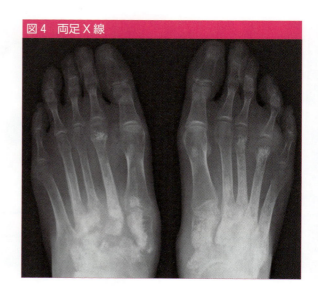

図4 両足X線

One Point Advice

❀ 高尿酸血症が長期にわたると痛風結節が生じ，骨破壊をきたす例もある．なるべく早期にコントロールを行うことが重要である．

脳休めコラム　　写真を撮ろう

特徴的な身体所見をみたときには，写真に撮って残しておくのがよい．みてもよくわからない所見ならなおさら．ほかの医師にみせてわかるかもしれない．また，治療経過として経過を追っておくのもよいし，外来では所見が確認できなかった場合でも，患者にその所見がみられたときに携帯電話などに残しておいてもらい，後日外来でみせてもらうと診断につながるかもしれない．当総合内科では外来にデジタルカメラを常備しておき，いつでも写真が撮れるようにしている．

Quiz 46

47歳女性……　**主訴** 紅斑，発熱

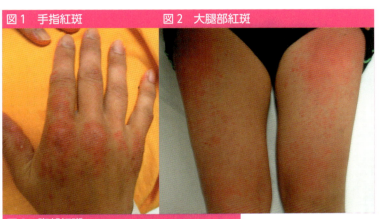

図1　手指紅斑　　図2　大腿部紅斑

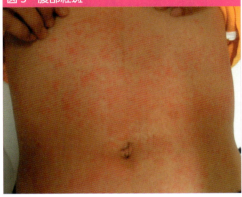

図3　腹部紅斑

Let's Challenge!

診断はどれ？

A．全身性エリテマトーデス
B．ベーチェット病
C．皮膚筋炎
D．成人スティル病
E．麻疹

information

B型肝炎あり．X年4月指先に落屑を伴う紅斑が出現した．その後皮疹は全身に広がり，両手指関節背面，肘部，上腕，眼瞼内眼角部，腹部，背部，腰部，大腿部に広がった（図1～3）．背部，上腕，大腿には水疱も出現した．38℃台の発熱も認めるようになった．一方筋肉痛は認めなかった．WBC 1,680/μL，CRP 0.41 mg/dL，AST 186 IU/L，ALT 49 IU/L，CK 93 IU/L，抗核抗体 <40倍．

ヒント：手指関節の伸側に出現する紅斑といえば？

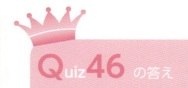

C. 皮膚筋炎

【解説】

dermatomyositis（DM）において，筋炎の発症がない症例は clinically amyopathic dermatomyositis（CADM）といわれている．DM での皮疹は，heliotrope 皮疹，ゴットロン（Gottron）徴候，膝や肘伸側の紅斑など，その分布に疾患特異性が高い．CADM では，これまでに抗アミノアシル tRNA 合成酵素抗体（抗 ARS 抗体）と同様に，抗 melanoma differentiation associated gene-5（MDA-5）抗体（いわゆる抗 CADM-140 抗体）や，抗 p155 抗体などの疾患特異的な自己抗体が発見されてきた．CADM はしばしば間質性肺炎や内臓臓器悪性腫瘍を付随して生じる．特に間質性肺炎は急速進行性であることが多く，致命的になり得る．

One Point Advice

- 本症例でも抗 MDA-5 抗体が陽性で，急速進行性間質性肺炎［AIP（病理型は DAD）］を発症した．
- 急速進行性間質性肺炎を合併した CADM は早急により強力な治療が必要であり，早期診断・早期治療が鉄則である．

脳休めコラム 「うちの科じゃない」

よくわからない患者が受診すると，たとえば「お腹は大丈夫だからうちの科じゃないよ」「心臓は大丈夫だからうちの科じゃないよ」と医師が言って，患者が困ることがよくある．現在のわが国の医療は，特に大規模な病院ほど臓器別に専門化が進み，当該臓器に特化した診療を行っている傾向にある．臓器別の専門医である前に医師であるので，よくわからない患者が受診しても，専門とする臓器に問題がなくても，原因をある程度追求していく必要があるのではないだろうか？　わからないことをわからないままにしておく，ということがないように，それを解決する努力をしていきたいものである．

Quiz 47

61歳男性……　**主訴** 多発関節痛

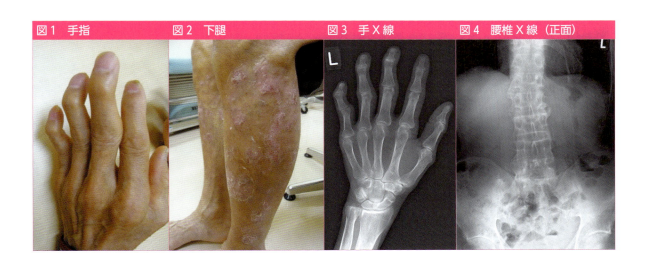

図1　手指　　図2　下腿　　図3　手X線　　図4　腰椎X線（正面）

information

20年前から皮膚病変が出現し，A皮膚科で治療中．10年前に手指の変形に気付いた．8年前に腰・肩・股関節などの痛みのためにB病院内科を受診し，プレドニゾロンと抗リウマチ薬（DMARD）による治療が開始されたが，痛みがなかなか改善しないため当総合内科を受診した．

ESR 69 mm/時，CRP 5.3 mg/dL，RF 7 IU/mL，MMP-3 282.5 ng/mL，抗核抗体 ＜40倍，抗CCP抗体 ＜0.6 U/mL．

手指（図1），下腿（図2）と，手（図3），腰椎（図4）X線写真を示す．

Let's Challenge!

診断はどれ？

A．関節リウマチ
B．SAPHO症候群
C．乾癬性関節炎
D．強直性脊椎炎
E．反応性関節炎

ヒント：X線をよ〜くみてみよう．

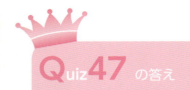

D．強直性脊椎炎

【解説】

　脊椎や仙腸関節，股関節や肩関節などに炎症が起こる病気をまとめて脊椎関節炎とよんでいるが，強直性脊椎炎はその代表である．男性に多く，リウマチ因子（RF）や抗CCP抗体は通常陰性で，早期診断が困難な疾患である．

　本症例では，尋常性乾癬があり，乾癬性関節炎として治療されていた．体幹の前後側屈がかなり制限されており，手指にはswan neck変形を認めたが（図1），手X線写真では骨びらんを認めなかった（図3）．一方，仙腸関節裂隙が骨性強直して不明瞭になっており（図5，ピンク矢印），椎体が互いに竹節状に強直し竹様脊柱（bamboo spine，図6白矢印）となっていた．治療にはTNF阻害薬が有効である．なお，強直性脊椎炎に尋常性乾癬を伴うことがある．

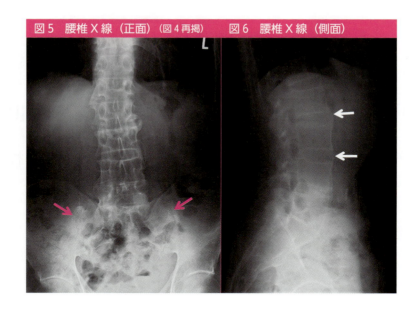

図5　腰椎X線（正面）（図4再掲）　　図6　腰椎X線（側面）

Quiz 48 22歳女性…… 主訴 発熱，紅斑

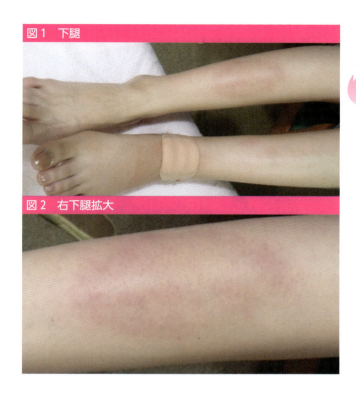

図1 下腿

図2 右下腿拡大

Let's Challenge!

診断はどれ？

A．打撲による紫斑
B．蜂窩織炎
C．スイート症候群
D．ウェーバー・クリスチャン病
E．虫咬症

information

　生来健康であった．職業は看護師．X年4月16日から右下腿伸側に蚊に刺されたような刺し口のようなものを伴う皮疹が出現した（図1, 2）．掻痒はなかった．押さえると疼痛があった．その後だんだん拡大し，左足関節，右手関節尺側と順に同様の皮疹が出現した．また38度台の発熱も生じるようになった．近医で抗生物質を処方され内服していたが，改善しなかった．皮疹以外には両側胸水を少量認めた．AST 18 IU/L，ALT 8 IU/L，LD 146 IU/L，CRP 25.68 mg/dL，WBC 16,100/μL，抗核抗体＜40倍，MPO-ANCA 陰性，PR3-ANCA 陰性．

Quiz48 の答え
D. ウェーバー・クリスチャン病

【解説】

皮膚の構造を図3に示す.

皮疹の性状についてよく観察することが大事である. 境界が不明瞭で隆起がなだらか, また痂皮を伴わないことなどから, 炎症の首座は皮膚表層ではなく深い部位を想定する. 決め手はやはり皮膚生検である. 小葉の脂肪細胞に変性および壊死像を認める. 好中球, 組織球および泡沫細胞の浸潤を認める.

ウェーバー・クリスチャン（Weber-Christian）病は, 青壮年期の女性に好発し, 発熱, 倦怠感を呈し, 時に関節痛などの症状を併発する. これらの全身症状に引き続き, 直径1～数cmで時に有痛性の皮下結節をきたす. 原因不明の皮下脂肪織炎である. 本疾患を独立した疾患としてではなく, 結節性紅斑やT細胞リンパ腫などの亜型とする考え方も存在する. 病変は皮下のみならず, 心外膜や胸膜, 腸管などにも生じるため, 全身的な病変の検索が必要である. 原因ははっきりしておらず, 特徴的な自己抗体も存在しないが, 治療はステロイドによく反応する. 本症例でもプレドニゾロン 55 mg/日（1 mg/kg）より治療を開始し, 速やかに改善した.

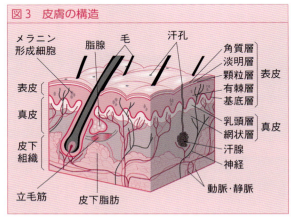

図3 皮膚の構造

（竹内修二：体の仕組みとはたらき. 六訂版 家庭医学大全科, 法研, 東京, p104, 2010）

One Point Advice

❋ 皮疹の性状をよく観察し, 病変の首座が表皮なのか真皮なのか, または皮下組織なのか見極める必要がある.

❋ 皮疹をみつけた場合, やはり皮膚生検を皮膚科に依頼することが, 確定診断の決め手となる.

Quiz49　24歳男性……　主訴　四肢の浮腫

図1　右下肢：圧痕を伴う浮腫あり
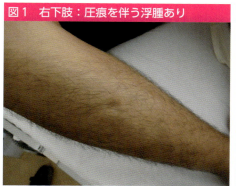

図2　右上肢：血管の走行に沿ってへこんでみえる（矢印）
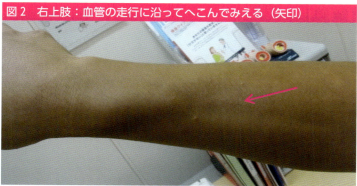

information

X年4月から左前腕が運動時に疼痛を認めるようになった．筋肉痛と思っていたが，徐々に腫れてきた．6月から右手と両足に症状が広がってきたため（**図1, 2**），近医受診した．そのときの血液検査でWBC 5,500/μL（Neut 62％，Lymph 20％，Mono 10％，Eosino 8％，Baso 0.1％），CRP 2.9 mg/dLであった．その他の肝機能や腎機能は正常で，発熱や上気道症状や消化器症状も認めない．レイノー（Raynaud）症状なし，抗核抗体＜40倍．

既往歴：なし．家族歴：祖母がグレーブス（Graves）病．生活歴：タバコなし，アルコールなし，アレルギーなし．職業：水泳や陸上のインストラクター．

Let's Challenge!

診断はどれ？

A．好酸球性筋膜炎
B．全身性強皮症
C．血管神経性浮腫
D．肢端紅痛症
E．好酸球性血管浮腫

ヒント：職業が激しい運動を行うもので，この疾患の誘因とされている．

Quiz49 の答え
A．好酸球性筋膜炎

【解説】

　激しい運動や外傷を契機として急速に，皮膚の硬化と関節の運動制限をきたす疾患である．病変部の好酸球浸潤または末梢血好酸球増多（**図3，4**）の有無に関係なく，線維化と肥厚をきたす疾患として位置付けられている．多くは30〜60歳代に発症している．男性に多い傾向がある[1]．

　主として四肢に有痛性の発赤腫脹が生じ，同部の皮膚硬化と四肢関節の運動制限が急速に現れる．静脈の走行と一致した皮膚のへこみ（groove sign）や皮膚表面に凹凸（orange-peel sign）を認める．診断にはMRIが有効で，筋膜の高信号所見を認める（**図5**）．

　生命予後は良好であるが，治療が遅れると硬化や関節拘縮が残存することがある．通常プレドニゾロン 0.5〜0.7 mg/kg/日から開始し，漸減する．約2〜4年の維持療法後（5 mg/日程度）で治療を必要としなくなる[2]．

文　献

1) 難病情報センターホームページ（http://www.nanbyou.or.jp/）
2) 日本リウマチ学会生涯教育委員会，日本リウマチ財団教育研修委員会 編：リウマチ病学テキスト，診断と治療社，東京，p422-424, 2010

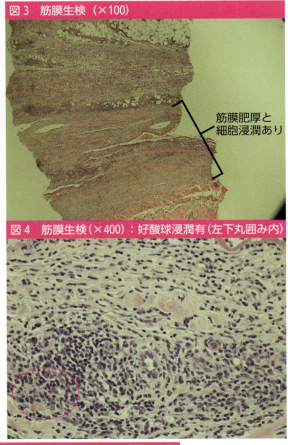

図3　筋膜生検（×100）
筋膜肥厚と細胞浸潤あり

図4　筋膜生検（×400）：好酸球浸潤有（左下丸囲み内）

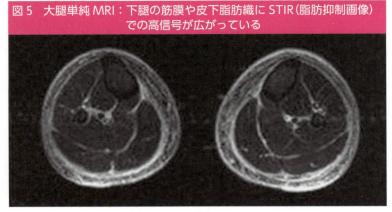

図5　大腿単純MRI：下腿の筋膜や皮下脂肪織にSTIR（脂肪抑制画像）での高信号が広がっている

Quiz 50 63歳女性…… 主訴 指端潰瘍

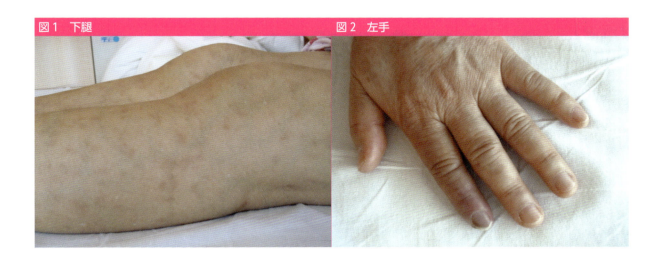

図1 下腿　　図2 左手

information

両下腿に網状皮斑が出現（図1），疼痛，痺れが増強，その後左第2指に虚血性変化（図2），同指端に潰瘍形成を認めたため入院精査となった．発症後，血圧上昇，体重減少も認めた．

Let's Challenge!

診断はどれ？

A．顕微鏡的多発血管炎
B．結節性多発動脈炎
C．アレルギー性紫斑病
D．多発血管炎性肉芽腫症
E．クリオグロブリン血管炎

ヒント：先行症状に乏しく，ANCA陰性である．

Quiz50 の答え
B．結節性多発動脈炎

【解説】

結節性多発動脈炎は，中型血管を主体とし，血管壁に炎症を生じる疾患である．抗好中球細胞質抗体（ANCA）は血清中に検出されず，疾患特異マーカーは存在しない．

本症例では，①体重減少，②高血圧，③多発性単神経炎，④皮膚潰瘍を認め，⑤皮膚生検で動脈壁肥厚，周囲炎症細胞浸潤を認め，結節性多発動脈炎として治療を開始，ステロイドにより寛解に至った．なお，ステロイドの抗炎症作用および免疫抑制作用の結果，血管周囲炎症細胞浸潤の減少により，血管腔回復が得られたものと考えられた（**図3，4**）．

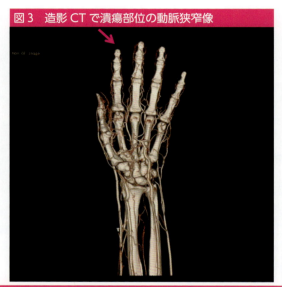

図3 造影CTで潰瘍部位の動脈狭窄像

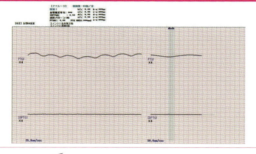 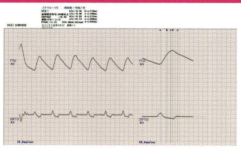

図4 指尖容積脈波：ステロイド投与前（左）に比し，投与後（右）は改善

One Point Advice

- 結節性多発動脈炎は，中～小動脈の壊死性炎症である．
- 疾患特異的マーカーは存在せず，診断には，生検，画像検査が重要である．
- 皮膚病変には，網状皮斑，皮膚潰瘍，指趾壊死，皮下結節，レイノー（Raynaud）現象，blue finger[*]，blue toe などがある．
- 約半数に，末梢神経症状がみられ，時に神経生検や筋生検を行うこともある．

[*]末梢動脈の狭窄によって血流不全となり，手指から指尖にかけて常時紫色になった状態．

Quiz51

52歳男性…… 主訴 呼吸苦

図1　来院時心電図

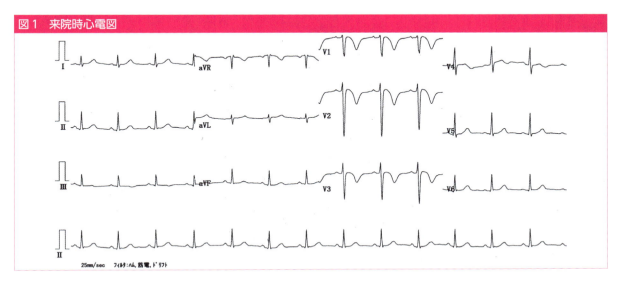

図2　11月25日定期検査時心電図

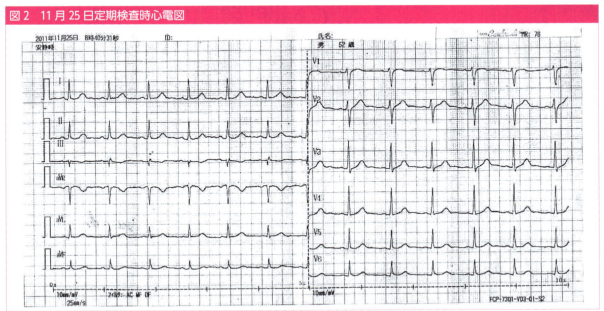

（本症例のinformationとクイズの問いは次頁）

information

12月3日ごろから，動く度に息が上がるようになってきた．胸が締め付けられるような痛さがあった．痛みは数分で治まっていた．

12月9日，実家寺院での読経中，再度胸痛出現し，移動するだけでも胸が苦しくなるため，かかりつけの近医医院を受診した．その際，心電図異常を指摘され救急車をよばれ，当院紹介搬送となった．

かかりつけ医院では，高血圧，肺気腫，逆流性食道炎を指摘され治療中であったが，いつも血圧は収縮期 150 mmHg 程度と高めであった．

生活歴：僧職，現在実家寺院にて住職として勤務中．

家族歴・既往歴：特記すべきことなし．

救急車にて搬送中～来院時，前医での症状と同様の胸が締め付けられるような痛さと呼吸苦（＋），意識レベル：clear，SpO_2 94%（room air），血圧 127/88 mmHg，心拍数 84/分，結膜：貧血・黄疸なし，頸部：甲状腺触れず，リンパ節触れず，心音：雑音なし，呼吸音：crackle（－），wheezing（－），腹部：平坦・軟，圧痛なし，腸雑音正常，四肢：浮腫なし．

血液検査の主な異常値は，AST 109 IU/L，ALT 169 IU/L，LD 318 IU/L，H-FABP（＋），トロポニン陰性．

前頁に来院時と2週間前に定期検査で撮った12誘導心電図を示す（**図1，2**）．

Let's Challenge!

最初になされるべき医療行為はどれ？

A．心臓カテーテル検査
B．3次元造影CT検査
C．アイソトープ検査
D．腹部～骨盤部超音波検査
E．外科的手術治療

ヒント：長時間，正坐での読経の習慣あり！

（本クイズの解説と答えは113頁）

Quiz 52

57 歳男性……　**主訴** 難治性足潰瘍

図1　足潰瘍（第1趾 MP 関節）

図2　足潰瘍（踵）

図3　顔貌（42歳時）

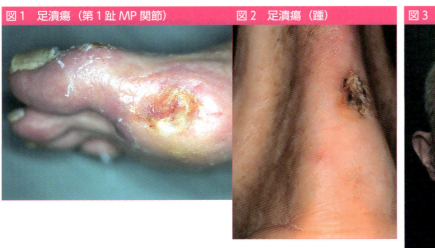
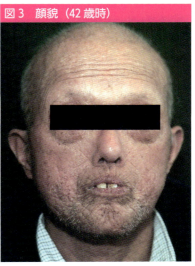

図4　下肢動脈造影像

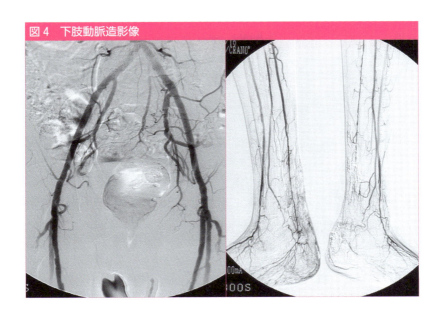

（本症例の information とクイズの問いは次頁）

information

　30歳前後に両側白内障の手術を受けている．37歳時背部痛により受診．翌年糖尿病発症．グリベンクラミドで当初血糖良好．33歳時右第4趾より排膿あり，以後感染の再発を繰り返した．39歳時両側趾より（図1，2）排膿あり．41歳時右下肢蜂窩織炎あり，このころから血糖悪化し，インスリンによりコントロールされるもコントロール困難であった．42歳踵にも潰瘍出現．47歳時肺炎，心不全で入院（図3），CAGで#1に100％閉塞あり，ステント挿入により狭窄は0％となった．下肢血管造影でもほとんど狭窄を認めなかった（図4）．左脛骨骨折のため入院，手術不可能と考えられ起立不可能のまま退院．その後車いすで生活していて，足感染のため入退院を繰り返している．糖尿病性網膜症は55歳の時点で単純性網膜症を認めた．神経症はあるものと考えられるが，評価されていない．52歳時Ccr 91.7 mL/分，尿アルブミン 135.9 mg/日，尿CPR 90 μg/日であった．

　家族歴：母親糖尿病，88歳で死亡．長男60歳で喘息にて死亡．

Let's Challenge!

診断はどれ？

A．ダウン症候群
B．コケイン症候群
C．ウォルフラム症候群
D．MELAS
E．ウェルナー症候群

ヒント：30歳で白内障，42歳ですでにこの顔貌ということは？

（本クイズの解説と答えは114頁）

Quiz51 の答え

C. アイソトープ検査

【解説】

　本症例は，肺塞栓症と診断された症例である．本症例に対し，筆者は最初，心電図所見から急性冠症候群（ACS）が強く疑われたため心臓カテーテル検査の実施を考えていた．しかし，循環器グループの一人が，心電図における移行帯の正常化，右心室径拡大から肺塞栓症の可能性を考え，再度心エコー検査を実施してみたところ肺梗塞を疑う所見がみつかった．そこで，心臓カテーテル検査の準備をしたうえで D-dimer および造影 CT 検査を実施し，その結果，大きな肺塞栓が発見された．もし，造影 CT を行わず心臓カテーテル検査を実施していたら，カテーテル操作や動脈圧迫などにより新たに血栓が飛ぶ可能性があり，非常に危険な症例であった．

　肺塞栓は，教科書的な心電図を示すことはまれであり，心電図の解釈には特に注意を必要とする．臨床現場では，たとえ本症例のように ACS の典型的な心電図所見を示しても，即座に ACS と決め付けず，常にほかの選択肢も考えながら慎重に判断・診療することが求められる．

　心電図はあくまでも心電図である．あまり信頼しすぎず，それでも有意な所見は拾い上げるよう心がけることが重要である．

One Point Advice

✤ 近年，わが国では食生活の欧米化・運動不足などに起因して，肺塞栓症が急激に増加していて（図3），臨床現場で，胸痛患者において疑うべき疾患の順位が大きく変わっている．今後は，胸痛を訴える患者に対し，肺梗塞を常に念頭においた診療もしなければならないと考えられる．

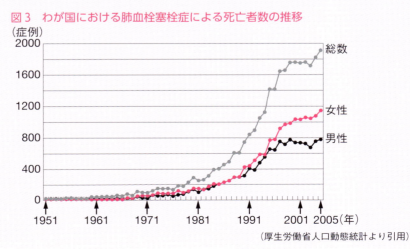

図3　わが国における肺血栓塞栓症による死亡者数の推移

（厚生労働省人口動態統計より引用）

Quiz 52 の答え

E．ウェルナー症候群

【解説】

30歳で白内障の手術を受けたり，年齢の割に老人様の顔貌から本症は早老症と考えられる．同じ早老症でもコケイン（Cockayne）症候群は，2～4歳で発育遅延，知能発育障害が始まり，網膜色素変性もみられる．ウォルフラム（Wolfram）症候群は若年発症糖尿病，視神経萎縮，尿崩症，多彩な神経症状を特徴とする．MELASはミトコンドリア脳筋症，乳酸アシドーシス，脳卒中様発作を特徴とし，難聴，糖尿病も発症する．ウェルナー（Werner）症候群はDNAヘリカーゼをコードする*WRN*遺伝子の変異によって発症する．本症例もこの遺伝子に変異を認めた．本症例の難治性潰瘍も，DNAの不安定さによる細胞増殖の障害が原因と考えられた．

脳休めコラム

老化とは

死亡診断書を書くとき，死因として老衰という言葉を使ってよいか，一時期インターネットで話題になったことがある．筆者もかつてこの病名を使ったことがある．年齢は90を超え，日常生活以外の会話はできず，血清アルブミンはいつも3g/dL以下であった．ある日大腿骨頸部骨折で入院され，整形外科の依頼で術前にアルブミン値を上げるために中心静脈栄養を行ったが改善しなかった．調べた限り，悪性腫瘍，肝不全などはなかった．そうこうしているうちに，意識レベルが低下し，眠るように永眠された．筆者は敬意をこめて死因に「老衰」と記入した．これを非科学的という意見もあるが，老化のメカニズムのいくつかは分子生物学的に明らかにされている．この臨床応用がまだできていないだけと思われるのだが．

麻雀の思い出

最近は麻雀をやる医者も減ってきたが，昔は医者は麻雀をするのが当たり前だった．筆者が研修していた病院では当直の時間になると，外科，小児科，婦人科，放射線科の医師と卓を囲んでいた．そして外科や小児科，婦人科の患者が来ると，麻雀卓で待っている先生が降りてきてくれるので，非常にありがたかった．麻雀では正しい手を打ったからといって必ず勝てるわけでもなく，時には最短で"テンパイ"（後1手で上がりの状態）したため，大物手に勝負にいって大負けすることもあるし，テンパイしなかったために助かることもある．臨床でも正しい手が必ずしも患者の幸福につながるわけでないのと似ている気がする．

正解一覧 （右端数字は解説ページ，括弧内の徴候・原疾患等についても記載あり）

- **Quiz 1** 特発性副甲状腺機能低下症 ……………………………………………… 4
- **Quiz 2** 肥厚性硬膜炎（ベーチェット病不完型，スイート症候群）……… 6
- **Quiz 3** 急性リンパ性白血病 …………………………………………………… 8
- **Quiz 4** 水制限試験，デスモプレシン負荷試験（中枢性尿崩症）………… 10
- **Quiz 5** 高安動脈炎 ……………………………………………………………… 12
- **Quiz 6** 肥厚性硬膜炎（顕微鏡的多発血管炎）……………………………… 14
- **Quiz 7** 食道裂孔ヘルニア …………………………………………………… 16
- **Quiz 8** 尿道カテーテル（プラダー・ウィリー症候群）………………… 18
- **Quiz 9** 乾癬性関節炎 …………………………………………………………… 20
- **Quiz 10** 関節リウマチ（リウマチ結節）……………………………………… 22
- **Quiz 11** 変形性関節症（ブシャール結節）…………………………………… 24
- **Quiz 12** 鉄欠乏性貧血（スプーンネイル）…………………………………… 26
- **Quiz 13** ベーチェット病（結節性紅斑様皮疹）……………………………… 28
- **Quiz 14** 家族性脂質異常症（アキレス腱黄色腫）…………………………… 30
- **Quiz 15** 正常圧水頭症（脊髄神経鞘腫）……………………………………… 34
- **Quiz 16** 血管性浮腫 ……………………………………………………………… 36
- **Quiz 17** スイート症候群 ……………………………………………………… 38
- **Quiz 18** 転移性脊髄腫瘍（乳癌）……………………………………………… 40
- **Quiz 19** 原発性アミロイドーシス（shoulder pad sign）…………………… 42
- **Quiz 20** ニューモシスチス肺炎［後天性免疫不全症候群（AIDS）］……… 44
- **Quiz 21** 白癬症（SAPHO 症候群）…………………………………………… 46
- **Quiz 22** 奇静脈（奇静脈葉）…………………………………………………… 48
- **Quiz 23** 腸管気腫性嚢胞症 …………………………………………………… 50
- **Quiz 24** 腫瘍状石灰化症 ……………………………………………………… 52
- **Quiz 25** CMVpp65Ag C10，C11 陽性（サイトメガロウイルス胃炎）…… 54
- **Quiz 26** ヘリコバクター・ピロリ除菌（蛋白漏出性胃腸症）…………… 56

Quiz 27	基礎疾患として糖尿病が多い（気腫性腎盂腎炎，腎膿瘍）	58
Quiz 28	左精嚢嚢胞（ツィナー症候群）	60
Quiz 29	水痘	62
Quiz 30	ジベルバラ色粃糠疹	64
Quiz 31	RS3PE 症候群（大腸癌合併）	66
Quiz 32	ブシラミンの副作用（黄色爪症候群）	68
Quiz 33	ステロイド（好酸球性筋膜炎，groove sign）	70
Quiz 34	白血球破砕性血管炎（シェーグレン症候群）	72
Quiz 35	経過観察（パルボウイルス B19 感染症）	74
Quiz 36	アレルギー性紫斑病	76
Quiz 37	脳静脈洞血栓症［経口避妊薬（ピル）の副作用］	79
Quiz 38	心臓カテーテル検査（ブルガダ症候群）	81
Quiz 39	右大動脈弓	86
Quiz 40	MPO-ANCA 高値（顕微鏡的多発血管炎）	88
Quiz 41	上室性頻拍	90
Quiz 42	横紋筋肉腫（フォンヒッペル・リンドウ病）	92
Quiz 43	ランダム皮膚生検（血管内リンパ腫）	94
Quiz 44	急性骨髄性白血病	96
Quiz 45	尿酸（UA）11.0 mg/dL（痛風結節）	98
Quiz 46	皮膚筋炎（ゴットロン徴候）	100
Quiz 47	強直性脊椎炎（bamboo spine，尋常性乾癬）	102
Quiz 48	ウェーバー・クリスチャン病	104
Quiz 49	好酸球性筋膜炎	106
Quiz 50	結節性多発動脈炎（blue finger）	108
Quiz 51	アイソトープ検査（肺塞栓症）	113
Quiz 52	ウェルナー症候群	114

ⓒ2015　　　　　　　　　　　　　　　　　　　第 1 版発行　2015 年 3 月 3 日

総合診療医に挑戦！
画像 de クイズ

（定価はカバーに表示してあります）

編　集	森田　浩之
発行者	林　峰子
発行所	株式会社 新興医学出版社

検印省略

〒113-0033　東京都文京区本郷 6 丁目 26 番 8 号
電話　03（3816）2853　　FAX　03（3816）2895

印刷　三報社印刷株式会社　　ISBN978-4-88002-750-0　　郵便振替　00120-8-191625

- 本書の複製権・翻訳権・上映権・譲渡権・公衆送信権（送信可能化権を含む）は株式会社新興医学出版社が保有します．
- 本書を無断で複製する行為（コピー，スキャン，デジタルデータ化など）は，著作権法上での限られた例外（「私的使用のための複製」など）を除き禁じられています．研究活動，診療を含み業務上使用する目的で上記の行為を行うことは大学，病院，企業などにおける内部的な利用であっても，私的使用には該当せず，違法です．また，私的使用のためであっても，代行業者等の第三者に依頼して上記の行為を行うことは違法となります．
- JCOPY　〈（社）出版者著作権管理機構　委託出版物〉
本書の無断複写は著作権法上での例外を除き禁じられています．複写される場合は，そのつど事前に，（社）出版者著作権管理機構（電話 03-3513-6969，FAX03-3513-6979，e-mail：info@jcopy.or.jp）の許諾を得てください．

カルテはこう書け！
目からウロコ「総合プロブレム方式」

【編集】内科学研鑽会
【編集代表】大友　宣、池上　良、今泉貴広、森田浩之

主治医として合理的に診療を行うための
「総合プロブレム方式」。
いったん身に付けるとカルテを書くのもスムーズに！
学生、研修医はもちろん、指導医にも読んでほしい1冊。

　本書で紹介する「総合プロブレム方式」は、内科医として臓器だけを対象とするのではなく、患者の主治医として機能することを真剣に考え追求する中でうまれてきた診療形式です。診療の形式は実際にはカルテの形式に反映されます。この形式は、患者の持つ複数の病気を同時に管理できるという点、混沌とした状態から能率的に診断・治療ができるという点、そして患者に関する徹底した情報収集と分析を通して、概念としての「疾患」ではなく、実在する「患者の病気」を深く理解できるという点において、極めて優れた形式です。カルテを総合プロブレム方式に従って書くことで、主治医機能をはたす診療形式を実践できます。

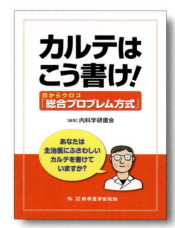

B5判　80頁
定価（本体価格2,800円＋税）
ISBN：978-4-88002-737-1

主要目次

第1章　総合プロブレム方式による真の診断への道　（大友　宣）

I 主治医になる	LECTURE01　主治医って何だろう？
	LECTURE02　総合プロブレム方式はどのように行われるか？
II プロブレムリストを作る	LECTURE03　十分な基礎資料を収集しよう！
	LECTURE04　プロブレムリストを作成する意義は？
	LECTURE05　プロブレムリストを作ってみよう！
	LECTURE06　入院時要約（サマリー）を作成しよう！
III プロブレムリストを使う	LECTURE07　経過記録を書いてみよう！
	LECTURE08　プロブレムを展開しよう！
	LECTURE09　暫定番号を使ってみよう！
	LECTURE10　展開を練習してみよう！
	LECTURE11　退院時要約（サマリー）を書いてみよう！
	LECTURE12　外来診療のカルテの書き方は？
	LECTURE13　総合プロブレム方式の特徴と利点は？

第2章　真の診断に至る練習帳

I プロブレムリストを作ろう	CASE01　息切れを主訴に受診した75歳男性…（加藤誓子）
	CASE02　全身倦怠感、口渇で受診した33歳男性…（藤岡　圭）
II プロブレムどうしの関係を考えよう	CASE03　全身性浮腫、息切れで入院した57歳女性…（加藤誓子）
	CASE04　嚥下障害と咳を訴えて来院した81歳女性…（保井光仁）
III プロブレムを展開しよう	CASE05　膝痛と発熱のため来院した83歳女性…（今泉貴広）
	CASE06　腹部膨満感を主訴に入院した61歳男性…（田中孝正）
IV 病態生理で考えよう	CASE07　高度貧血のため入院した56歳男性…（池上　良）
	CASE08　両下肢のしびれのため受診した57歳男性…（今泉貴広）
V 診断に近づこう	CASE09　結腸癌手術前に発熱を生じた84歳男性…（浜田　禅）
	CASE10　四肢浮腫、肩関節痛を主訴に来院した75歳男性…（岡田英之）

索引
コラム

SAMPLE

本書は2つの章で構成され、第1章では総合プロブレム方式を概説し、第2章では10の症例を通して総合プロブレム方式を体験していただきます。
さあ、「主治医になるための練習」をはじめましょう。

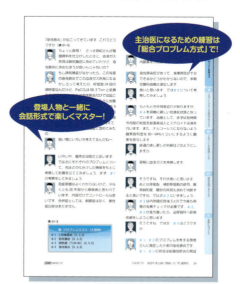

株式会社　新興医学出版社
〒113-0033　東京都文京区本郷6-26-8
TEL. 03-3816-2853　FAX. 03-3816-2895
http://www.shinkoh-igaku.jp
e-mail: info@shinkoh-igaku.jp